重庆市计划生育公共服务指导系列丛书

JIHUA SHENGYU JISHU ZHIDAO

计划生育技术指导

童琦 景秀 编著

重庆大学出版社

内容提要

本书基于 PDCA 管理思路，从服务规范、工作规范、能力评估、质量保证四个方面，系统梳理了基层计划生育技术服务体系建设实践，全面呈现贯彻落实《计划生育技术服务管理条例》的工作历程。本书的最大特点是将行业要求、技术指导和基层现状相结合，介绍了不同时期的技术指导要素。本书不仅可以作为部门管理人员和基层单位人员入门借鉴的指导手册，也可作为帮助广大医疗保健工作者了解基层计划生育技术、依法服务的沿革发展的书籍。

图书在版编目(CIP)数据

计划生育技术指导/童琦,景秀编著. -- 重庆:重庆大学出版社,2017.9
ISBN 978-7-5689-0789-7

Ⅰ.①计… Ⅱ.①童… ②景… Ⅲ.①计划生育 Ⅳ.①R169

中国版本图书馆 CIP 数据核字(2017)第 214221 号

计划生育技术指导

童琦 景秀 编著
策划编辑:袁文华

责任编辑:陈 力 涂 昀 版式设计:袁文华
责任校对:刘志刚 责任印制:张 策

*

重庆大学出版社出版发行
出版人:易树平
社址:重庆市沙坪坝区大学城西路 21 号
邮编:401331
电话:(023)88617190 88617185(中小学)
传真:(023)88617186 88617166
网址:http://www.cqup.com.cn
邮箱:fxk@cqup.com.cn(营销中心)
全国新华书店经销
重庆市正前方彩色印刷有限公司印刷

*

开本:787mm×960mm 1/16 印张:14.75 字数:266 千
2017 年 9 月第 1 版 2017 年 9 月第 1 次印刷
印数:1—3 100
ISBN 978-7-5689-0789-7 定价:33.00 元

前 言 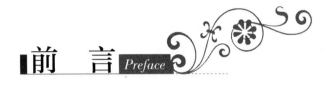*Preface*

  国际上认为计划生育基于预防医学和社会医学(机构、社区、地区),提供各种生育调节技术,包括生育、避孕、助孕、生殖健康与性健康。其中,避孕主要是提供常规的避孕方法、事后避孕、终止妊娠、男性计划生育、避孕节育知情选择优质服务以及计划生育技术服务的质量管理。

  为保障全面二孩生育政策,新修订的《中华人民共和国人口与计划生育法》明确了"国家创造条件,保障公民知情选择安全、有效、适宜的避孕节育措施。实施避孕节育手术,应当保证受术者的安全。育龄夫妻自主选择计划生育避孕节育措施,预防和减少非意愿妊娠。实行计划生育的育龄夫妻免费享受国家规定的基本项目的计划生育技术服务。"

  计划生育技术服务是妇幼健康服务的组成部分。"十三五"全国计划生育事业发展规划中明确的计划生育技术服务基本项目有"为育龄人群免费提供避孕药具、避孕节育技术指导咨询与随访服务;为育龄夫妇免费提供计划生育临床医疗服务,包括避孕和节育的医学检查、计划生育手术、计划生育手术并发症和计划生育药具不良反应的诊断、治疗;为符合条件的育龄夫妇免费提供再生育技术服务,包括生育力评价服务,取环、复通等恢复生育力手术,必要的辅助生殖技术服务;为城乡居民免费提供避孕节育、优生优育、生殖健康、健康生活方式等科普宣传品。"

  计划生育技术服务以一级预防为主,与促进生殖健康和保护生育力有关,涉及生育前的避孕节育;与保护妇女健康和儿童发展有关,涉及生育过程中的科学生育间隔;与妇女健康、老年健康有关,涉及生育后的生殖健康保护。为帮助各级妇幼健康服务机构落实职能和规范提供计划生育技术服务,提供各级妇幼保健院开展专科建设和等级达标参考,促进各地实施妇幼健康优质服务示范工程,我们收集、整理、汇编了自2002年以来重庆市贯彻落实《中华人民共和国人口与计划生育法》和《计划生育技术服务管理条例》的过程中,在技术指导和服务管理方面执行的规范、标准和全面质量管理的操作内容。

本书编写的顺序遵循 PDCA 循环,将我们在实际工作中形成的一整套流程和文书格式分成四个部分,包括计划生育技术服务规范、计划生育技术服务工作规范、计划生育技术服务能力建设和评估、计划生育技术服务考核评审,并注明各项规范和标准的使用时间,体现我们在实践中从国家和部门要求的规范入手,重视基层能力建设和持续改进,依据标准开展评审和考核的质量管理思路。

在编著过程中,重庆市人口和计划生育科学技术研究院计划生育技术指导所提供了大量素材,得到了研究院领导的鼎力支持和帮助,吸纳了由编著者和编委们历年承担完成的重庆市科委基本科研业务费课题《妇幼保健计划生育职能融合示范研究(2016cstc-jbky-01704)》、国家卫计委计划生育药具不良反应监测中心重点实验室开放基金资助课题《避孕药具不良反应/不良事件防治能力建设研究(YJJC201503)》、原国家人口计生委指令性课题《计划生育技术服务体系职业化能力研究》和原重庆市人口计生委指令性课题《计划生育/生殖健康技术服务体系"五化标准"研究》《重庆市人口和计划生育生殖健康服务规范研究》《计划生育技术服务机构能力建设综合评估指标的筛选研究》的成果。

由于编者水平有限,以及我国的计划生育事业还在不断发展,对国家和部门颁布的规范、标准的理解难免不透彻,在实践中形成的做法与当前的要求有差距。因此,还将不断完善《计划生育技术指导》,确保计划生育技术服务基本项目的规范落实。

编 者
2017 年 3 月

目 录 *Contents*

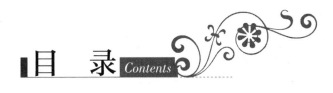

第四部分 计划生育技术服务质量保证

附 录

参考文献

第 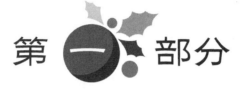 部分

计划生育技术
服务规范

计划生育技术服务规范

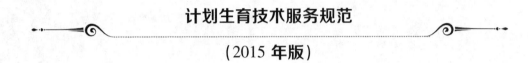

(2015 年版)

一、计划生育宣传教育服务规范

(一)服务对象

辖区内城乡居民。

(二)服务内容

1. 避孕节育方法知情选择。普及生育调节与常用避孕节育方法、不同生理期避孕节育方法的知情选择、特殊人群避孕节育方法的知情选择。

2. 出生缺陷综合防控干预。在普遍性宣传和讲解婚姻法、遗传知识、婚前检查、孕前检查、孕期保健知识的基础上,对婚龄期、待孕、已怀孕夫妻和病残儿再生育家庭有针对性地进行宣传和健康教育。

3. 生殖健康与生殖保健。针对青春期保健、围婚期保健、围孕期保健、围绝经期保健、男性生殖保健,普及健康与生殖健康概念、家庭保健的内涵及意义。

4. 计划生育奖励扶助。宣传相关法律法规、再生育政策规定、独生子女父母奖励、农村部分计划生育家庭奖励扶助、计划生育家庭特别扶助。

(三)服务流程

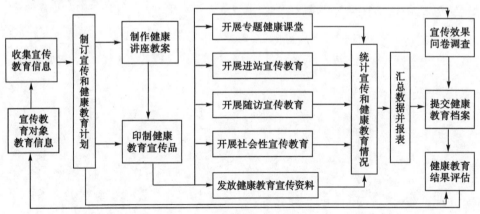

（四）服务要求

1. 服务机构内部划分出明确的宣传教育功能区，具备开展宣传教育的场地、设施、设备，并保证设施设备完好，能正常使用。

2. 服务机构配备专（兼）职人员开展宣传教育工作，每年接受宣传教育专业知识和技能培训不少于8学时。要制订宣传教育年度工作计划，保证其可操作性和可实施性。

3. 宣传和健康教育人员应具备基本的临床医学和预防医学知识，掌握计划生育/生殖健康相关知识，取得《计划生育技术服务人员合格证》或《母婴保健技术考核合格证书》。

4. 开展避孕节育/生殖健康宣传教育服务应与日常提供的医疗、保健服务工作结合起来，有完整的健康教育活动记录和宣教资料，包括文字、图片、影音文件等，建档保存。每年做好年度宣传健康教育工作总结评价。

5. 乡镇卫生院和社区卫生服务中心在开展宣传教育工作时，要加强与乡镇政府、街道办事处、村（居）委会、社会团体等辖区其他单位的沟通和协调，共同做好计划生育宣传教育工作。

6. 避孕节育/生殖健康教育内容要通俗易懂，确保其科学性、时效性。避孕节育/健康教育材料可委托专业机构统一设计、制作，有条件的地区，可利用新媒体开展避孕节育/生殖健康宣传教育。

二、避孕节育技术服务规范

（一）服务对象

辖区内育龄人群。

（二）服务内容

1. 避孕和节育的医学检查。

2. 宫内节育器放置（取出）术。

3. 皮下埋植剂埋置（取出）术。

4. 输卵（精）管绝育术。

5. 人工终止妊娠术。

6. 输精（卵）管复通手术。

7. 计划生育手术并发症和计划生育药具不良反应的诊断、鉴定和治疗。

8. 病残儿医学鉴定中必要的检查、观察、诊断、治疗活动。

(三)服务流程

1. 避孕节育技术服务流程。针对经咨询已决定接受计划生育手术的服务对象：接纳对象—实施手术—定期随访。

(1)接纳对象：问候—询问病史—体格检查和妇科检查—辅助检查—手术通知。

(2)实施手术：问候—了解病史—核查术前检查—术前咨询—手术—术后健康教育—观察—重申随访要求。

(3)定期随访：问候—询问—检查—记录—预约。

2. 计划生育手术并发症鉴定流程。按照《计划生育手术并发症鉴定管理办法(试行)》(原国家人口计生委人口科技〔2011〕67号)和《关于加强和改进计划生育手术并发症鉴定管理的意见》(渝人口发〔2011〕41号)文件执行。

3. 病残儿医学鉴定流程。按照《重庆市人口和计划生育委员会关于免费开展病残儿医学鉴定的通知》(渝人口计生委发〔2006〕140号)和《重庆市病残儿医学鉴定管理办法》(渝人口计生委发〔2008〕89号)文件执行。

(四)服务要求

1. 开展计划生育技术服务的医疗保健机构应当具备《计划生育技术服务项目评审基本标准(一)、(二)》规定的设施设备和人员要求,在执业许可审批的范围内开展技术服务。

2. 技术服务人员实行持证上岗制度。应按规定取得《计划生育技术服务人员合格证》或《母婴保健技术考核合格证书》,并按照执业审批的项目提供技术服务。

3. 手术操作遵照《常用计划生育技术常规》的要求执行。

4. 免费计划生育技术服务的对象有：

(1)农村实行计划生育的育龄夫妻,所需经费由财政设立的专项经费予以保障,结算形式由区县卫生计生委制定。

(2)城市实行计划生育的育龄夫妻,获取国家免费的避孕药具。

(3)城市实行计划生育的育龄夫妻,参加生育保险、医疗保险和其他社会保险的,接受避孕、节育技术服务由社会保险基金统筹支付。

（4）城市实行计划生育的育龄夫妻，未参加生育保险、医疗保险和其他社会保险的，由所在单位或地方财政解决。

5.向农村实行计划生育的育龄夫妻免费提供避孕、节育技术服务包括：发放国家免费的避孕药具；孕情、环情检查；放（取）宫内节育器及常规所规定的各项医学检查；放取皮下埋植剂（按放取环标准免费）；人工流产术、引产术及常规所规定的各项医学检查；药物流产（按人工流产术标准免费）；输卵（精）管结扎术及常规所规定的各项医学检查；计划生育手术并发症诊治。

6.向农村实行计划生育的已婚育龄夫妻免费提供避孕节育技术实行定点服务。免费服务机构的定点审批由区县卫生计生委负责，并向社会公布定点服务机构。定点服务机构应向育龄夫妻公布免费服务范围和服务项目。

7.计划生育技术服务执行国家卫生和计划生育统计调查制度：

（1）《病残儿和计划生育手术并发症情况年报表》由区县妇幼保健计划生育服务中心（妇幼保健院）统计汇总。

（2）《计划生育手术情况年报表》《中期引产情况年报表》由医疗机构、乡镇卫生院（社区卫生服务中心）汇总后，上报至区县妇幼保健计划生育服务中心（妇幼保健院）。

（3）《计划生育咨询随访服务情况年报表》由乡镇卫生院（社区卫生服务中心）汇总后，上报至区县妇幼保健计划生育服务中心（妇幼保健院）。

各区县妇幼保健计划生育服务中心（妇幼保健院）收齐所有报表后，按要求进行网络直报和报送纸质表到省/市级妇幼保健院。

三、免费计划生育药具服务规范

（一）服务对象

辖区内已婚育龄人群（包括流动人口）。

（二）服务内容

为城乡已婚育龄人群（包括流动人口）免费提供避孕药具以及相关的宣传服务、咨询指导、发放服务和随访服务。

1.宣传服务：宣传国家免费发放避孕药具政策，开展避孕节育、生殖健康等科普宣传教育，提高已婚育龄人群政策知晓率、避孕方法知情选择和生殖健康知识水平。

2. 咨询指导:以"双向知情、自主选择、长效为主、群众满意"为出发点,做到热情亲切、耐心倾听、坦诚交流、隐私保密;结合个人特点,介绍3~5种避孕方法及其优缺点、基本原理和避孕效果,提出适宜避孕方法的建议;介绍免费避孕药具种类、适应证和禁忌证;展示药具样品、讲解正确的使用方法及发放宣传品;告知随访目的,预约定期随访或回访的时间、地点及形式。

初次选择使用药具的已婚育龄人群应做好首次筛查,首次筛查内容主要包括:病史询问;必要的健康检查(根据病史询问情况确定健康检查内容)。首次筛查患有精神类等重大疾病的不宜使用避孕药具,患有慢性疾病的应在具有执业资质的医疗保健人员指导下选择避孕方法。对无再生育子女计划的夫妻,建议并指导其知情、自主、自愿地选择适宜的避孕措施,并可提示优先考虑长效措施。

3. 发放服务:按照已婚育龄人群免费避孕药具的实际需求,坚持"健全网络,畅通渠道,保障供应,满足需求,方便群众,提高效益",为已婚育龄人群免费提供可及、易得和便捷的人性化服务。

4. 随访服务:依据已婚育龄人群个人差异,采用上门随访、约定随访、书面随访、电话随访、邮箱随访、网络随访等形式,分层次提供耐心的随访服务。药具发放人员对重点随访对象每月进行1次随访服务,对使用避孕药具长达3年以上且无严重副作用的服务对象应每季度随访1次。随访中如发现疑似或严重不良反应/事件应按规定及时上报。

重点随访对象包括:新使用避孕药具者,产后哺乳期使用药具者,使用避孕药具发生副作用者,使用药具避孕失败者,更换避孕措施及避孕药具种类者,人流术后者,聋哑盲人,心脏病、高血压、糖尿病、慢性肝肾疾患者及生殖道感染者。

5. 不良反应监测:重点对使用避孕药具失败、有不良反应者进行回访和随访,提供可选择的避孕方法或辅助药物。填写随访、回访记录。使用避孕药具造成的严重不良反应,应填写《计划生育药具严重不良反应个例报告表》,报上一级药具管理单位,一例一报,逐级上报。

6. 信息录入:各级医疗、妇幼保健计划生育机构做好首次筛查登记。药具发放人员每次服务后要及时、完整地记录相关信息并录入重庆市免费避孕药具管理服务信息系统。

(三)服务流程

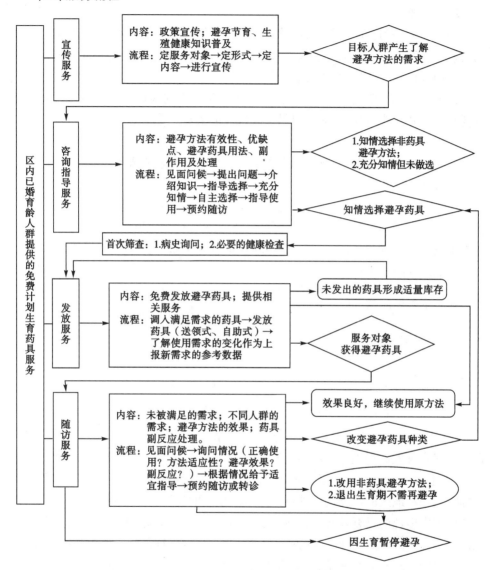

(四)服务要求

1.机构要求

(1)各级计划生育药具管理单位要加强阵地建设,保证免费避孕药具供应,畅通发放渠道,完善服务网点。

(2)各级医疗、妇幼保健计划生育机构要承担免费避孕药具服务工作,提供药具宣传、咨询指导、发放和随访服务。

（3）首次筛查由各级医疗、妇幼保健计划生育服务机构承担。

2. 人员要求

（1）开展免费避孕药具咨询指导服务工作的人员应持有医、药或生殖健康咨询的执业（助理）资格，有一定的计划生育技术服务实践经验，接受过咨询知识的培训，具有恰当的语言与非语言表达能力。

（2）开展免费避孕药具宣传、发放、随访服务工作的人员应当为接受过免费避孕药具知识和技能培训，并能够提供上述服务的人员。

3. 工作要求

（1）免费避孕药具严格实行批号管理，禁止将免费避孕药具流入市场销售，禁止发放过期失效的避孕药具。

（2）区县计划生育药具管理单位、乡镇计生办负责免费避孕药具的发放管理，各级医疗、妇幼保健计划生育机构承担免费避孕药具发放服务，村（社区）计划生育专干负责免费避孕药具的发放，村医负责配合专干做好药具宣传、咨询、发放、不良反应监测和随访工作。

四、生殖健康咨询服务规范

（一）服务对象

辖区内城乡居民。

（二）服务内容

1. 计划生育与生殖医学技术咨询服务

（1）避孕节育咨询：向服务对象提供避孕节育方法知情选择的个案咨询，指导疑难个案当事人进行避孕方法知情选择。

（2）优生优育咨询：向服务对象介绍预防伴性遗传病的科普知识；根据服务对象的特点和本地区的情况提供常见出生缺陷预防的建议；介绍围产期保健知识，对孕期检查中出现的母婴异常情况进行分析并提出处理建议，向遗传咨询的服务对象提供有关疾病原因、诊断、预防或预后等方面的信息，解释优生优育的指导原则、方法，新技术，新知识和常见、严重遗传疾病的种类、特征及防治原则。

（3）生殖道感染和性传播疾病咨询：向服务对象介绍适宜个体需求的生殖道感染和性传播疾病的治疗原则，并对生殖道感染和性传播疾病的疑难个案提出建议，介绍生殖道感染和性传播疾病诊治的新技术和研究进展；向艾滋病高风险人群介绍国家有关政策和防控要点，向艾滋病病毒携带者、艾滋病病人介绍有关治疗机构的信息，并介绍相关社会救助政策和方案。

（4）不孕不育咨询：向服务对象介绍不孕不育常识、介绍不孕不育医学检查的常见方法和基本内容、介绍常用辅助生育技术的基本知识,提供就医建议。

(5)性与生殖健康风险咨询和综合咨询:向服务对象提供包括性健康的生殖健康促进方案、讲解性心理卫生常识和与性有关的生理学、心理学基本知识;介绍促进生殖健康的因素和危害生殖健康的因素,提供相关的性与生殖健康的综合咨询。

2.计划生育与生殖健康政策咨询服务

(1)现行计划生育相关政策咨询:向服务对象提供享受计划生育奖励扶助优惠政策的个案咨询,向寻求法律援助的服务对象提供国家和当地关于计划生育家庭的奖励扶助优惠政策的规定。

(2)生殖健康相关政策咨询:向艾滋病病毒携带者、艾滋病病人介绍落实政府有关"四免一关怀"等政策的具体程序,向艾滋病高危人群综合介绍相关政策的具体操作程序。

(三)服务流程

1.避孕节育知情选择咨询服务步骤(GATHER 框架)

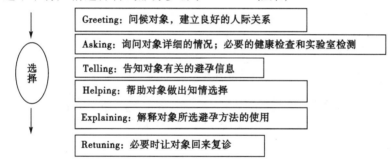

2.性与生殖健康(SRH)综合咨询(REDI 框架)

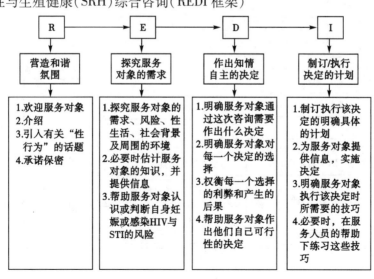

(四)服务要求

1.遵照《生殖健康咨询师国家职业标准(试行)》和《避孕方法知情选择服务指南》的要求执行。

2.《计划生育咨询随访服务情况年报表》由乡镇卫生院(社区卫生服务中心)上报至区县妇幼保健计划生育服务中心(妇幼保健院)。各区县妇幼保健计划生育服务中心(妇幼保健院)收齐所有报表后,按要求进行网络直接和报送纸质表到省/市级妇幼保健院。

五、计划生育手术随访服务规范

(一)服务对象

辖区内接受了避孕节育手术的育龄群众。

(二)服务内容

按照《临床技术操作规程计划生育分册》的随访要求进行随访。

(三)服务流程

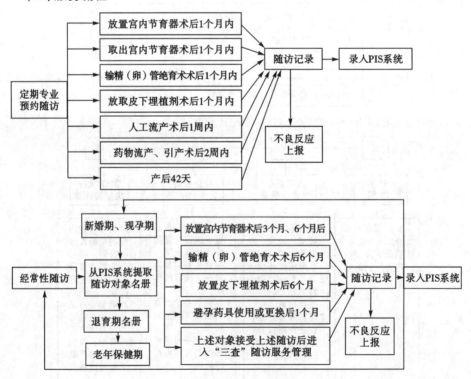

（四）服务要求

1. 区县妇幼保健计划生育服务中心（妇幼保健院）、乡镇卫生院（城市社区卫生服务中心）、村卫生计生服务室要做到职责明确，落实随访人员，建立定期随访和经常性随访的转访机制，在规定的时间内督促随访人员认真、负责地进行随访。

2. 结扎、人流、引产对象的术后和孕期随访，由乡镇卫生院和村卫生室同时随访，但以卫生院为主。不孕不育症夫妇、农村独女贫困户、独生子女家庭中年丧子户等对象由乡镇（街道）计生办和卫生院同时随访，以计生办为主。各计生办工作人员及其他计生干部下村时了解到的相关技术情况要及时通知技术服务人员作处理。

3. 乡镇（街道）和村（社区）入户随访每月 5～7 个工作日，农村地区安排在非赶场天。每年入户随访工作日不得少于全年工作日的 1/3。

4. 要有完整、规范、真实的随访记录。记录内容包括：随访时间和地点、随访对象、随访方式、随访项目和内容、发现的情况和处理方法、受访者的需求。面对面随访提供药具者需有受访者签字。

5. 随访中发现的副反应、并发症应高度重视，及时进行处理，对严重的副反应、并发症在处理的同时，向同级领导和上级技术部门报告，直至情况好转、稳定或转诊。

6.《计划生育咨询随访服务情况年报表》由乡镇卫生院（社区卫生服务中心）上报至区县妇幼保健计划生育服务中心（妇幼保健院）。各区县妇幼保健计划生育服务中心（妇幼保健院）收齐所有报表后按要求进行网络直报和报送纸质表到省/市级妇幼保健院。

（五）考核指标

1. 随访率要达到90%以上。

2. 群众满意率要达到95%以上。

六、生殖健康检查服务规范

（一）服务对象

1. 辖区内的已婚育龄妇女。

2. 有条件的区县可将服务对象扩大至辖区内退育期妇女。

（二）服务内容

1. 健康教育：通过发放各种宣传资料、播放音像资料、设置健康教育宣传栏、开展公众健康咨询活动、举办专题知识讲座和利用网络、大众传媒等形式,普及生殖健康知识,增强生殖健康疾病预防意识,积极引导群众接受知识、转变态度、改变行为,提高个人及家庭的自我保健能力。主要内容包括与生殖健康有关的生理知识;生殖道感染的危害性、传播途径,常见生殖道感染与性传播疾病防治;艾滋病预防;生殖系统常见的恶性肿瘤、危险因素及预防;乳腺疾病防治知识。

2.生殖健康检查:病史询问;体格检查;妇科常规检查、乳腺检查。辅助检查包括:妇科 B 超检查、电子阴道镜检查、阴道分泌物常规检查、宫颈细胞学检查和乳腺癌筛查等。

3.疾病治疗:查出疾病的,按照疾病类型,属于一般炎症或早期感染的,由医疗保健机构给予适宜的治疗(宫颈疾病治疗应在排除宫颈癌后进行);需手术治疗或需长期服药治疗的,及时转至上一级机构。

4.咨询指导:将检查结果告知服务对象。对检查结果正常的一般人群,给予普遍性健康咨询指导;对检查结果异常的风险人群,进行面对面咨询,在普遍性指导的基础上,告知存在的异常结果,提出进一步诊断、治疗的建议和干预措施;对未落实避孕节育措施的,按照知情同意的原则,指导服务对象落实安全、有效、适宜的避孕节育措施。

5.随访:跟踪落实避孕节育措施,重点随访已生育尚未安全落实避孕节育措施的服务对象;及时随访服务对象的治疗和避孕节育效果。

6.完整记录《女性生殖健康检查(病历)记录表》,有关《妇女常见病筛查情况年报表》按原妇幼保健院流程统计和上报。

(三)服务流程

1.孕环情检查服务流程

2.女性生殖健康检查流程

(四)服务要求

由区县卫生计生委确定提供免费生殖健康检查的定点医疗保健服务机构和取得执业资质的技术人员。

(五)考核指标

1.育龄群众生殖健康知识知晓率达80%以上。

2.群众满意率达90%以上。

3.规范开展生殖健康检查,完整记录档案,建档率100%。

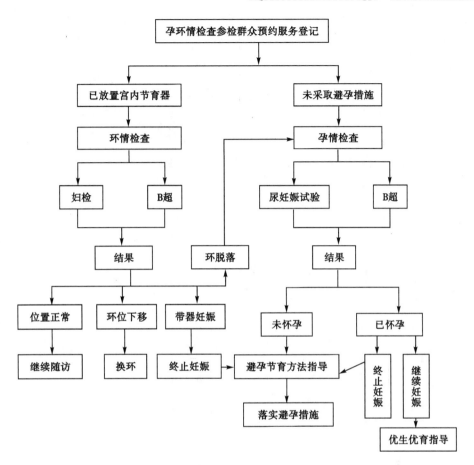

七、人工流产后计划生育服务规范

(一)服务对象

意外怀孕,并在本服务机构终止妊娠的妇女(包括人工流产、药物流产和引产)。

(二)服务内容

1. 健康教育:通过建立良好的人际关系,积极引导群众接受知识、转变态度、改变行为,了解人工流产的危害,普及避孕知识,落实避孕措施。

2. 咨询指导

(1)告知人工流产的危害和可能的并发症:近期和远期可能的并发症;重复流产对远期生育能力(不孕不育)和今后妊娠结局(早产、胎儿死亡、胎盘异常)的影响;1 年内,尤其是 6 个月内,重复人工流产的危害最大,称为"高危流产"。

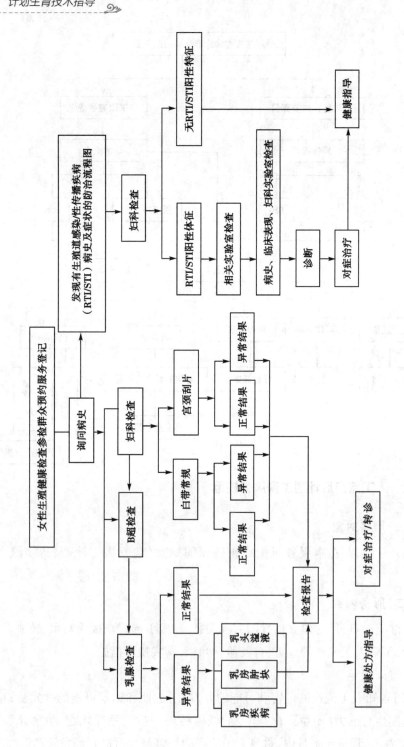

（2）强调3条关键信息：流产后再次妊娠的风险，即早孕流产后2周即可恢复排卵，如果不避孕，首次月经之前即可能再次妊娠；流产后应立即落实避孕措施；必须坚持和正确使用避孕方法。

（3）分析导致本次意外妊娠的原因：对于避孕失败者，要分析是由于方法本身还是使用不正确造成的，进而帮助服务对象正确使用原用的方法或推荐其他有效的方法；对于未避孕者，要分析未避孕的原因，给予全面咨询，落实避孕措施。

（4）避孕方法的知情选择及其正确使用的指导。

3. 随访服务

（1）近期随访：流产后1个月，由施术机构了解受术者流产后身体及月经恢复情况，评估其避孕方法使用情况和解答疑问，必要时补充避孕药具，并提供后续获取服务的途径。

（2）中、远期随访。建立术后定期随访的转访机制，在流产后3个月、6个月和12个月，分别了解避孕方法使用情况和依从性以及是否有再次意外妊娠的现象，必要时再次给予咨询。

（三）服务流程

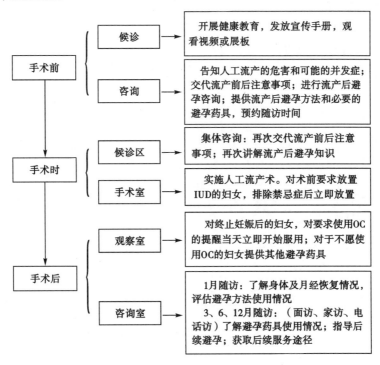

（四）服务要求

1. 机构要求：服务机构取得《计划生育技术服务执业许可证》，在有效期内和执业范围内。

（1）服务场所：单独咨询时必须有能保证隐私的空间，可供伴侣双方同时咨询。集体咨询时最好设有宣教室，也可利用现有的候诊空间。

（2）服务设施：有避孕药具实物展示；有利于讲解的生理模型和宣传展板；可供发放的宣传资料；提供免费的避孕药具；提供带锁的咨询记录文件存放柜等；有条件的可配备视听设备。

2. 人员要求：取得《计划生育技术考核合格证书》，其行政许可执业时间在有效期内、执业范围载明有"计划生育技术指导咨询"的服务人员；或获得生殖健康咨询师职业资格的服务人员。

3. 工作要求：将人工流产术后随访与人工流产后计划生育服务随访结合起来，有连续性的开展服务。认真填写各类技术文书，包括咨询指南、咨询记录表等，其中，记录表应简洁、易保存、保密。

（五）服务指标

（1）人工流产后咨询指导率达100%。

（2）人工流产后随访服务率达90%。

（3）降低人工流产1年以内的再次人工流产率。

避孕节育知情选择咨询服务规范

(2016 年版)

面对面咨询是生殖健康与计划生育宣传、教育、指导服务的重要组成部分,是推进避孕节育知情选择的重要内容,是解决广大育龄人群性与生殖健康实际问题的重要方法,是增强育龄群众获得感和体验良好个体化服务的具体体现。为此,特制定面对面咨询服务规范。

一、咨询服务的原则

1. 热情:咨询者应持热情、关心和真诚的态度,从一开始就要同咨询对象建立平等友好的关系。

2. 尊重:咨询者应尊重服务对象的价值观,避免持偏见待人。

3. 启发:在咨询过程中咨询者应认真倾听,适当地提出问题,启发服务对象了解自己真正的需求,更好地提供准确有用的信息,协助服务对象解决问题。

4. 鼓励:咨询者切不可试图说服服务对象去接受自己的意见,更不能将自己的意见强加于人。咨询者应该帮助他/她思考所面临的问题及各种因素,并鼓励他/她选择最佳解决方案。

5. 帮助:咨询者应帮助服务对象意识到自己的问题,并协助解决,而不是靠简单的指令性语言来解决问题。

6. 保密:咨询者在咨询中会获得很多个人隐私及一些可能会令人尴尬的问题,这些信息必须为咨询对象保密,甚至包括当事人的亲属。咨询者应永远尊重服务对象的隐私权,除特殊检查或法律需要外,绝对不能泄露。

7. 守法:咨询者在提供咨询服务时,应符合国家法律、法规的有关规定,遵循医学伦理原则。不应与国家法律、法规相抵触。

二、咨询服务内容

面对面咨询是针对服务对象在生殖健康/计划生育方面的问题和需求,给予探究、评估和解答,提供有针对性的信息、知识、方法,供服务对象知情选择,提高避孕方法选择的依从性、适宜性、有效性和持续性,帮助服务对象制订生殖健康促进计划并协助落实。它包括:常用男女避孕节育方法及其原理、效果、使用、优缺点和副作用处理、药具供给、随访等可持续性服务;避孕失败的原因及补救措施;青春期、育龄期及更年期保健;妇科常见病、不孕不育症常见原因及诊治;性与生殖健康、性传播疾病与艾滋病知识等。

三、咨询服务程序

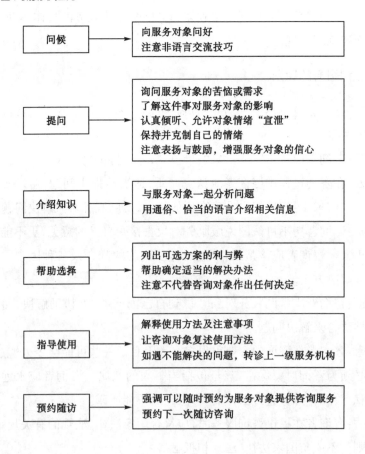

问候	向服务对象问好 注意非语言交流技巧
提问	询问服务对象的苦恼或需求 了解这件事对服务对象的影响 认真倾听、允许对象情绪"宣泄" 保持并克制自己的情绪 注意表扬与鼓励,增强服务对象的信心
介绍知识	与服务对象一起分析问题 用通俗、恰当的语言介绍相关信息
帮助选择	列出可选方案的利与弊 帮助确定适当的解决办法 注意不代替咨询对象作出任何决定
指导使用	解释使用方法及注意事项 让咨询对象复述使用方法 如遇不能解决的问题,转诊上一级服务机构
预约随访	强调可以随时预约为服务对象提供咨询服务 预约下一次随访咨询

四、咨询的转诊

面对面咨询实行逐级转诊制度。对不能解决的问题,经会诊后再转诊至上一级服务机构,并为服务对象提供就诊单位、联系人或联系电话,接诊机构应将咨询结果书面反馈至原服务机构,由原服务机构负责随访。

五、咨询服务随访

随访机构在面对面咨询结束时应预约下一次随访咨询日期,随访的次数由咨询师根据咨询情况自行决定,及时了解服务对象落实情况及落实过程中的困难、问题与效果,帮助服务对象处理出现的问题,并继续提供咨询服务。

六、咨询服务管理

(一)机构管理

从事生殖健康/计划生育面对面咨询服务的机构,须按照有关规定,经审批许可方可开展。

开展咨询服务的机构必须符合以下基本标准:

1. 房屋要求:具有一间独立房间,其面积按夫妇二人和咨询人员及放置有关设施确定。周围环境安静。

2. 设备要求:咨询室内设一张圆形或三角形桌子、三把相同的座椅、6～10 种可供服务对象阅读、内容新颖的生殖健康与避孕节育书籍杂志及相关宣传教育材料、避孕药具陈列柜、一定的教具(如男女生殖器模型、避孕药具样品、医学图谱等)、免费发放的宣传材料、必要的器械(如血压计、听诊器及体温计等)、宣传教育设备(如计算机、电视机、VCD 等)、相关文书(咨询服务登记、咨询服务记录)及墙上配挂有关避孕节育、生殖健康等知识彩图。

3. 人员要求:咨询者应为从事计划生育技术服务工作 3 年并经过市级生殖健康咨询师(包括性与生殖健康综合技巧)正规培训达规定标准学时数,且取得合格证的人员。

(二)人员管理

1. 咨询人员的条件

(1)思想品德:热爱本职工作,态度诚恳,医德良好,自觉遵守"严肃、亲切、认真、守密"八字原则。

（2）心理素质：具有外向型性格，且善于控制调节自己的情绪。

（3）知识水平：熟练掌握和运用基础医学、计划生育学及相关专业知识。区县级咨询人员必须具有大专及以上学历；乡镇级咨询人员必须具有中专及以上学历；村级咨询人员必须受过专门的医疗培训，获得相当于中专及以上的学历。具有心理学基础知识，能熟练掌握并运用人际交流技巧。

（4）操作技能：具有较强的观察、理解、语言表达、人际交流能力，具备与计划生育咨询相关的知识与技能。

2. 咨询人员的咨询能力要求

区县级人员：①能概述咨询的定义、目的及应用范围；②能概述咨询与教育、动员的区别；③能概述以人为本、尊重服务对象价值观的重要性；④能概述对咨询内容，特别是所涉及的个人隐私保密的重要性；⑤能掌握咨询常用的技巧、步骤与法则；⑥能掌握咨询的转诊原则；⑦能概述开展生殖健康/计划生育咨询服务的重要性；⑧能用通俗的语言概述 10 种以上男女性避孕节育技术，包括六个基本主题：有效性、如何使用、优点和缺点、副作用和并发症、能否预防性病、何时随访；⑨能详述上述 10 种避孕节育技术术前（选择前）的咨询要点和随访咨询要点；⑩能概述围婚期保健有关优生优育的咨询要点；⑪能概述妊娠期遗传咨询要点；⑫能详述哺乳期妇女避孕方法选择指导的咨询要点；⑬能简述不孕不育常见病因的咨询要点；⑭能详述避孕套在预防性传播疾病中的作用。

镇乡级人员：①能概述咨询的定义、目的及应用范围；②能概述咨询与教育、动员的区别；③能概述以人为本、尊重服务对象价值观的重要性；④能概述对咨询内容，特别是所涉及个人隐私保密的重要性；⑤能基本掌握咨询常用的技巧、步骤与法则；⑥能掌握咨询的转诊原则；⑦能明确开展生殖健康/计划生育咨询服务的重要性；⑧能用通俗的语言概述 8 种以上男女性避孕节育技术，包括六个基本主题：有效性、如何使用、优点和缺点、副作用和并发症、能否预防性病、何时随访；⑨能详述上述 8 种避孕节育技术术前（选择前）的咨询要点和随访咨询要点；⑩能概述围婚期保健有关优生优育的咨询要点；⑪能概述哺乳期妇女避孕方法选择指导的咨询要点；⑫能详述避孕套在预防性传播疾病中的作用。

村级人员：①能说出咨询的概念；②能说出以人为本、尊重服务对象价值观的重要性；③能明确开展生殖健康/计划生育咨询服务的重要性；④能用通俗的语言概述 3 种以上男女性避孕节育技术的概念,并能简述其利弊;⑤能简述上述 3 种避孕节育技术术前(选择前)的咨询要点和随访咨询要点;⑥能简述哺乳期妇女避孕方法选择指导的咨询要点;⑦能概述避孕套在预防性传播疾病中的作用。

七、咨询服务质量控制

1. 服务机构负责人或科室负责人负责监督并管理咨询服务工作。

2. 建立咨询首次(首诊)责任制,落实好咨询服务接力陪送,提高服务效率。

3. 做好咨询服务登记,建立咨询服务档案,参照门诊病历保管办法进行管理,严把保密关。

4. 必要时讨论典型个案,年终进行咨询服务质量评估。

5. 定期组织咨询服务人员业务培训及考核,并在合格证上予以注明。

6. 咨询服务统计翔实,定期分析与总结。

八、咨询服务的培训

(一)咨询服务的培训内容

1. 咨询的定义、目的与应用范围。

2. 咨询与教育、宣传动员的异同。

3. 咨询常用的技巧。

(1)识别服务对象的价值观。

(2)语言交流技巧。

(3)非语言交流技巧。

(4)听的技巧。

(5)理解与概括。

(6)提问的技巧。

4. 咨询的步骤与法则(GATHER 法和 REDI 法)。

5. 咨询的转诊原则。

6. 开展咨询服务的重要性。

7. 生殖保健/计划生育咨询内容。

(1)常用的男女性避孕节育方法咨询。

(2)围婚期、围孕期、围产期、哺乳期及更年期保健咨询要点。

(3)避孕套在预防性传播疾病中的作用。

(4)不孕不育常见病因的咨询要点。

(5)遗传咨询要点。

(二)咨询服务的培训要求

每年组织咨询服务人员业务培训 1~2 次,提高技能,做好培训相关记录。

乡级避孕节育访视现场服务规范（2008 年版）

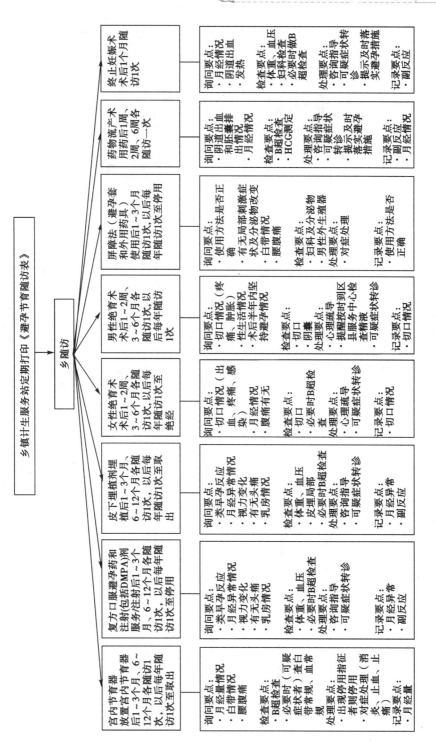

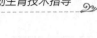

村级避孕节育随访现场服务规范（2008 年版）

乡镇计生服务站定期打印村访视对象名单

村访视

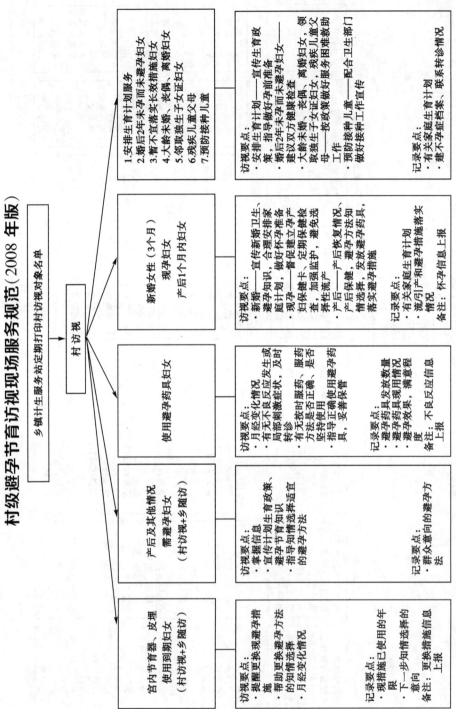

宫内节育器、皮埋使用到期妇女（村访视+乡随访）

访视要点：
- 提建更换现用避孕措施
- 帮助更换避孕节育方法选择
- 下一步知道到现用节育方法的知情选择
- 月经变化情况

记录要点：
- 现措施已使用的年限
- 群众意向更换措施信息
- 备注：更换措施信息上报

产后及其他情况需避孕妇女（村访视+乡随访）

访视要点：
- 掌握信息
- 宣传计划生育知识、避孕节育知识
- 指导知情选择适宜的避孕方法

记录要点：
- 群众意向的避孕方法

使用避孕药具妇女

访视要点：
- 月经变化情况
- 有无不良反应发生或局部刺激症状，及时转诊
- 有无按时服药、服药方法是否正确，是否坚持使用
- 指导正确使用避孕药具，妥善保管

记录要点：
- 避孕药具发放数量
- 避孕药具现用情况
- 避孕效果、满意程度
- 备注：不良反应上报

新婚女性（3个月）现孕妇女产后1个月内妇女

访视要点：
- 新婚——宣传新婚卫生、避孕知识、合理安排家庭计划、做好孕产准备
- 现孕——督促建立孕产妇保健卡，定期做好产检、加强监护，避免选择性流产
- 产后——产后恢复情况、产后保健、避孕方法知情选择、发放避孕药具，落实避孕措施

记录要点：
- 有关家庭生育计划
- 流引产措施落实情况
- 备注：怀孕信息上报

---

1. 安排生育计划服务
2. 婚后2年未孕而未落实避孕妇女
3. 暂不宜落实长效情况妇女
4. 大龄未婚、丧偶、离婚妇女
5. 邻取独生子女证妇女
6. 残疾儿童父母
7. 预防接种儿童

访视要点：
- 安排生育计划——宣传生育政策、指导做好孕前准备
- 婚后2年而未避孕妇女——建议双方作立孕产检查
- 大龄未婚、丧偶、离婚妇女、残疾儿童——领取独生子女证妇女、做政策做好服务救助父母
- 预防接种儿童——配合卫生部门做好接种工作宣传

记录要点：
- 有关家庭生育计划
- 建立孕症档案、联系转诊情况

避孕方法选用指南（2008 年版）

避孕方法	主要类型	避孕原理	使用方法	避孕效果	主要特点	适用范围	禁忌证	注意事项
宫内节育器	放在妇女子宫腔内,含铜或含药的避孕器具,有TCu380A、母体乐、含铜宫型环等	阻止精卵结合,防止受精卵着床	由医生放置,要定期随访,确定节育环位置是否正常,以保证最好的避孕效果	有效	长效、简便,可逆;但带环初期可能会使月经期延长,经量增多;有少数妇女脱环	适用于大多数妇女,特别是已有一个孩子,需较长时间避孕或者不适宜采用其他方法避孕者	生殖器畸形;严重痛经、经量多;严重阴道出血;严重贫血;心脏病;生殖器官炎症未愈、对铜过敏者	带环前一定由医生做全身及盆腔检查和实验室检查。术后两周不宜盆浴,不能同房
口服避孕药	女性口服药主要成分是两种合成的性激素——雌激素和孕激素,分短效、长效、探亲药等品种。有0号药片,1号片,2号片,复方18甲月服片,妈富隆等	抑制排卵,增加子宫口黏液稠度,使精子通过受阻	短效药从月经来潮第五天开始服用,每天一粒,连服22天,下次月经再开始;长效药和探亲药见说明书	按规定服用,非常有效	安全、有效,并有调经期和经量的作用;但有轻微副反应,易漏服	身体健康,无禁忌证,要求避孕的育龄妇女	哺乳期;35岁以上吸烟妇女。患有血管栓塞性疾病、不明原因阴道出血、严重肝、肾疾患及高血压等疾病的妇女	决定服药前一定要经医生检查;服药期间应定期随访
注射避孕针	以合成性激素为主要成分的女性注射用药,有7300.1号避孕针,狄波-普维拉等	抑制排卵,增加子宫口黏液稠度,使精子通过受阻	每1个月或3个月注射一次	非常有效	长效、安全,但需定期注射,部分人主要有月经改变,主要是点滴出血等副反应	身体健康,无禁忌证,服药容易漏服者;狄波-普维拉可用于哺乳期	除狄波-普维拉外,其他同上	使用前要经医生检查;由医务人员注射;停药半年以后方可怀孕
皮下埋植剂	合成的孕激素,放在高分子化合物制的小管内,有皮下埋植剂I型和II型两种	抑制部分妇女排卵,增加子宫口黏液稠度,使精子通过受阻	在局部麻醉的情况下,医生把装有药物的小管植入女上臂的皮肤下	非常有效	避孕有效期可达3~5年,但部分妇女做小手术,主要有月经变化,主要是点滴出血等副反应	需较长时间避孕,身体健康,无禁忌证,要求皮下埋植者	同上	使用前要经过医生检查;由有经验植入的医生植入

续表

避孕方法	主要类型	避孕原理	使用方法	避孕效果	主要特点	适用范围	禁忌证	注意事项
避孕套	极薄的优质乳胶制品，有两种，男用和女用。除避孕外还能有效地预防性病及艾滋病的传播	避免精子进入阴道	性交之前，把避孕套套在勃起的阴茎上，射精后及时拉住套边，连同阴茎一起抽出。女用避孕套见说明书	坚持每次性交正确使用，效果良好。和杀精药一起使用，效果更佳	对身体无任何不良影响，但极少数人对乳胶有过敏反应；对性交快感精有影响；使用不当，易导致失败	任何人都可用，特别是暂不想生育的新婚夫妇；肝炎、性病患者；不宜用其他避孕方法者	对乳胶制品有过敏反应者	注意检查包装及避孕套本身质量以及有无破损；严格按正确方法使用；每次性交都要坚持使用
杀精剂（外用药）	化学药物，有膜、片、膏、栓等剂型	杀死精子，也可以封堵子宫颈管，阻止精子进入子宫内	在房事前，放入阴道深处靠近子宫颈外口，等药物溶解后（10～15分钟）才可性交	有效。但如未正确使用，失败机会较多；药物和避孕套合用能提高避孕效率	对身体任何不良影响，但极少数人有过敏反应；使用方法不当，易导致避孕失败	需短期避孕者；其他避孕方法不宜者；口服避孕药漏服应急处理	需较长时间严避孕者，对杀精药物过敏者	注意检查药物包装上的有效期；严格按正确方法使用
输卵管结扎术	用结扎及剪断或用器具夹住，阻断输卵管，达到避孕的目的	阻断精子和卵子相遇的通道	由医生施行手术。手术简单，不会影响身体健康和性功能	非常有效	一劳永逸，夫妇能获得更协调的性生活，但少数妇女可能会有手术并发症；虽然目前可以复通，但成功率不理想	已有2个以上子女，不愿或不适宜再生育的夫妇	目前只有一个孩子且年龄尚小；患有急慢性盆腔炎；全身性传染性疾病；全身虚弱及严重神经官能症	术后两星期不做重体力劳动
输精管结扎术	将男性的输精管结扎并剪断，达到永久性避孕目的	阻止排出精子	由医生施行手术。手术简单，不影响身体健康和性功能	非常有效	一劳永逸，但少数男性可能有手术并发症，复通困难	同上。	目前只有一个孩子且年龄尚小；有生殖系统炎症；有出血倾向；严重精神病经官能症及各种病急性性期	术后一般经过20次射精（约3个月），才可能排净残留精子，此期间应用其他方法避孕

安全期	在妇女可能受孕的时期避免性生活	避免易受孕时期精子与卵子相遇	请医生帮助确定可能排卵时期，避免在此期间性交	不可靠，因有些妇女的经期不准，而且排卵还会受环境和情绪的影响	不用任何药物、器具，对健康无不良影响；但可靠性差	因故不能使用其他任何避孕方法者	不宜用其他方法避孕，因其可靠性较差，必须警惕是否失败	要请医生指导；保存过去与现在的月经记录
哺乳闭经避孕法	在哺乳期未排卵期间可不用其他的避孕方法	由于哺乳改变了妇女的分泌激素的规律，暂时停止排卵	必须是符合完全母乳喂养，月经未来潮，产后6个月内才能使用	如能坚持正常哺乳效果较好	不用任何药物、器具，对母亲和乳儿没有影响	产后愿意哺乳，且能够哺乳的妇女	感染艾滋病、肝炎等不宜哺乳的妇女	当月经周期恢复，婴儿开始添加辅食或产后超过6个月时，不宜采用此方法。警惕虽然哺乳期仍有受孕可能
紧急避孕	是女性在无防护性生活或发觉避孕失败后数天，为防止意外妊娠而采取的紧急补救措施。有服紧急避孕药和放置含铜宫内节育器两种方法	抑制排卵或防止着床	72小时内口服紧急避孕药，或120小时内放置带铜宫内节育器，药物服法参照说明书，或向医生咨询	用方有效	用药剂量较大，副反应相对较大	适用于偶尔无防护的性生活之后	服紧急避孕药只是一种临时措施，不能作为常规避孕方法。放置宫内节育器参照相关方法	反复多次服用紧急避孕药，会影响月经周期

注：供科技管理和技术服务人员使用。

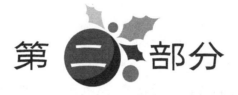

第二部分

计划生育技术服务
工作规范

计划生育技术指导工作规范

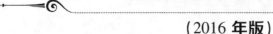

(2016 年版)

为发挥好专业公共卫生机构职能职责,指导基层开展计划生育服务科室规范化建设,创新机构内部设置与管理,严格计划生育技术服务规范,依据国家卫生计生委《关于妇幼健康服务机构标准化建设与规范化管理的指导意见》(国卫妇幼发〔2015〕54 号)、《国家卫生计生委各级妇幼健康服务机构业务部门设置指南》和重庆市卫计委《关于进一步推进妇幼健康优质服务示范工程的通知》(渝卫办妇幼发〔2015〕160 号)精神,特制定本工作规范。

一、指导职责

1. 指导机构及其相关科室与人员对辖区计划生育技术服务相关数据的收集、统计分析、上报和质量控制,掌握辖区计划生育技术服务现状及影响因素,为制定规划、规范和标准提供技术支持。

2. 指导机构及其相关科室与人员对提供计划生育技术服务的医疗卫生机构进行技术指导,落实服务规范,加强质量控制,提出改进建议。

3. 指导机构及其相关科室与人员对提供计划生育技术服务的医疗卫生机构进行业务培训,推广适宜技术,推进避孕方法知情选择优质服务和再生育咨询指导。

4. 指导机构及其相关科室与人员对提供计划生育技术服务的医疗卫生机构进行监督考核,跟踪辖区计划生育服务指标的落实情况,提出有针对性的干预措施。

二、指导内容及要点

1. 宣传教育:积极开展群众性宣传教育,广泛宣传生育政策、相关法律法规知识、人口国情知识,宣传文明进步的新型婚育观念,宣传避孕节育和生殖健康科学知识。

指导要点:指导镇街制订宣传教育年度工作计划,保证其可操作性和可实施性。每年做好年度宣传健康教育工作总结评价。普遍建立青春期健康教育课堂(教学方法、内容、课堂设计、应用效果;教员、教案、课件、教具)。

考核指标:每个机构至少有1名技术服务人员接受过市级青春期健康教育培训师培训。有完整的健康教育活动记录和宣教资料,包括文字、图片、影音文件等,建档保存。群众应享有的基本权利知晓率达90%,避孕方法基本知识知晓率达85%以上。

2. 技术服务:规范提供安全、有效、适宜的避孕节育全程服务,积极推进以长效措施为主的避孕方法知情选择,确保避孕措施落实的及时率、有效率。及时为流动人口提供避孕节育等相关服务。

指导要点:指导村社、镇街和区县推广应用避孕方法知情选择全程优质服务咨询服务模式(咨询人员、咨询内容、咨询室、咨询记录、咨询效果)。指导镇街和区县服务机构严格生殖健康检查,规范生殖道感染防治和计划生育手术并发症与药具不良反应诊治,建立区县指导工作制度。指导区县做好开展母婴保健和计划生育技术服务的机构和个人依法取得相关执业许可证,并在批准的服务范围内依法执业,严格技术准入。

考核指标:每年区县保健院均有人接受市级培训,每个机构至少有1名技术服务人员接受过市级避孕节育咨询技巧或性与生殖健康综合咨询技巧培训。已婚育龄夫妇享有免费计划生育基本技术服务项目落实率达100%,育龄群众获得规范的避孕节育服务,长效避孕节育措施落实率逐年提高,术后随访服务率、落实避孕措施及时率达90%。

3. 优生服务:开展出生缺陷一级预防工作,为育龄群众开展宣传倡导、健康促进、优生咨询、高危人群指导、优生筛查、均衡营养等工作。有条件的地方可为准备怀孕的夫妇提供免费孕前优生健康检查。

指导要点:指导区县普遍开展孕前优生健康检查项目,包括技术文书质量、技术流程和操作质量、服务质量管理、高危人群评估和指导、实验室质量控制等。

考核指标:每年区县保健院均有人接受市级培训。每年孕前优生健康检查复培训和疑难案例分析报告不少于12学时(两天)。做好优生咨询指导记录,填写《风险人群告知及优生咨询指导记录》。要有完整、规范、真实的随访记录。不断提高随访率和群众满意率。

4. 药具发放:持证发放药具。建立规章制度,完善免费药具的管理和发放工作,定期随访使用效果。加强对避孕药具发放人员的培训。

指导要点:对首次使用药物避孕的服务对象要进行筛查,做好登记和随访。指导群众正确使用适宜的避孕药具。开展提高基层避孕药具不良反应/不良事件防治能力研究,按要求建立避孕药具不良反应监测和报告制度。完整记录本单位避孕药具发放、随访、不良反应等,掌握服务对象使用避孕药具的变化情况,做好资料的整理归档。对长期使用避孕药具人员定期随访,填写随访记录。发现不良反应及时上报。

考核指标:药具服务满足育龄人群需求。避孕药具不良反应/不良事件报告年百万人口报告率达300例以上。

5. 信息咨询:建立健全育龄群众需求信息的采集、分析、使用制度,提高服务机构的综合服务能力和信息化管理水平。建立信息化服务规范,做好信息查询服务。

指导要点:建立首次筛查登记制度,推进避孕方法知情选择,提升以避孕节育为核心的性与生殖健康综合咨询服务能力,提高避孕措施落实的有效率和续用率;

考核指标:本地常住人口目标人群覆盖率达100%,流动人口目标人群覆盖率达到85%。

6. 随访服务:为育龄妇女及时提供免费孕情环情医学检查和随访服务,保证避孕效果,指导安全避孕,避免意外妊娠。开展避孕药具不良反应监测。

指导要点:建立分级随访服务工作规范,规范开展避孕药具使用后的随访服务。

考核指标:随访率要达到90%以上,群众满意率要达到95%以上。

7. 生殖保健:实施生殖健康促进计划,积极开展生殖健康普查,有条件的地方开展性病和艾滋病筛查。

指导要点:向服务对象提供包括性健康的生殖健康促进服务,以一、二级预防为主,讲解性心理卫生常识和与性有关的生理学、心理学基本知识;介绍促进生殖健康的因素和危害生殖健康的因素,提供相关的性与生殖健康的综合咨询。查出疾病的,按照疾病类型给予适宜的治疗(宫颈疾病治疗应在排除宫颈癌后进行);需手术治疗或需长期服药治疗的,及时转至上一级机构。建立生殖健康检查档案,完整记录服务对象的生殖健康状况。实行信息化管理,按要求及时准确录入科技服务信息系统,统计、分析数据信息。

考核指标:规范开展生殖健康检查,完整记录档案,建档率要达100%;育龄群众生殖健康知识知晓率达80%以上;群众满意率达90%以上。

8. 人流关爱服务:提高人流后妇女有效避孕率,降低重复人流率,尤其流产后1年内重复人流率。

指导要点:通过培训指导,推广人流关爱服务的咨询服务技术规范(SOP)和服务流程,指导落实高效、长效避孕方法,预防人流后1年内再次妊娠。将人工流产术后随访与人工流产后计划生育服务随访结合起来,连续性地开展服务。认真填写各类技术文书,包括咨询指南、咨询记录表等,其中,记录表应简洁、易保存、保密。

考核指标:人工流产后咨询指导率达100%;人工流产后随访服务率达90%。

9.人员培训:分级对基层计划生育服务人员进行专项技能、服务常规、知识更新的强化培训和指导。

指导要点:查阅卫生计生行政部门或妇幼健康服务机构相关文件、培训班相关档案(通知、签到簿或通信录、教材、课程表、考试卷、总结)。了解培训师资的教学背景及专业水平,到乡镇卫生院或社区卫生服务中心进行核实。

考核指标:每年举办不少于2期的医疗保健机构母婴保健计划生育技术服务相关人员培训班,培训班档案齐全。

三、指导方式

计划生育技术指导主要采取:举办培训讲座、问卷调查、蹲点指导、继续教育项目、组织参观学习、每月或季度抽查评价、QQ群答疑解难等多种多样的方式,收集基本情况、了解工作动态、发现存在的问题、交流和借鉴别人经验,确保技术服务工作的全方位开展,杜绝责任事故和技术事故的发生。

四、指导要求

1. 指导频率:

(1)定期指导:每年对区县级机构至少指导一次。

(2)临时性指导:工作中发现问题及时指导,不断提高基层满意率。

2. 人员要求:技术指导人员要做到认真、负责地开展有关指导工作,同时自身必须每年接受有关专业知识和技能的培训,不断提高开展技术指导工作的能力和水平。

3. 考核要求:有完整的指导活动记录和资料,包括文字、图片、影音文件等,并存档保存。每年做好年度工作的总结评价。

计划生育技术服务工作制度

（2016 年版）

一、人工终止妊娠管理制度

1. 进行早期药物流产、人工流产、有医学指征需要终止妊娠时，须向受术者说明药物流产、人工流产或终止妊娠可能出现的不良反应及危害情况，经本人和家属同意并签署意见。

2. 如因计划生育政策需要终止妊娠的，按卫生计生部门的有关规定执行。

3. 妊娠 14 周以上终止妊娠手术的，必须办理住院手续，须持有卫生计生部门的证明方可施行引产术。

4. 获准开展妊娠 14 周以上终止妊娠手术资质的医疗卫生、保健机构要严格实行凭证手术制度，凡接诊要求施行妊娠 14 周以上终止妊娠手术对象，必须查验卫生计生部门出具的相关证明并在《计划生育手术登记册》上进行登记，相关证明材料留存归档备查。

5. 查验和登记相关证明材料按如下规定进行：

（1）不符合法定生育条件的，20 周岁以下凭本人身份证或户口簿施术；20 周岁以上的，查验和登记镇（街道）卫生计生办出具的相关证明。

（2）孕妇离婚、丧偶等原因要求终止妊娠的，查验和登记受术者本人身份证和当地政府卫生计生办出具的相关证明。

（3）属于医学需要作性别选择终止妊娠的，查验和登记受术者本人身份证和经重庆市卫生计生委批准的产前诊断中心出具的相关证明。

6. 禁止施行非医学需要的选择性别的终止妊娠术，严禁无母婴保健技术服务执业许可证的医疗机构施行人工（药物）终止妊娠术。

7. 施行人工（药物）终止妊娠手术的人员，必须取得有效的母婴保健技术考核合格证书，持证上岗。

二、计划生育手术室工作制度

1.手术室必须保持整洁、肃静,禁止吸烟。凡参加手术室工作的人员必须严格遵守院内感染管理制度、消毒隔离制度及无菌技术操作规范,进入手术室的工作人员、见习及参观人员,必须更换手术室专用的衣、帽、鞋、口罩;服务对象进入手术室,一律更换手术室的拖鞋。手术室内不可大声喧哗和闲谈,不准会客,与手术无关的人员严禁入内;不得携带与手术无关的物品进入手术室。

2.住院手术通知单须术前一天送达手术室以便准备,急诊手术通知单须有主治医师或值班医师签字。

3.无菌手术与有菌手术应分室进行,如无条件时,先做无菌手术,后做有菌手术。手术前按手术类别准备各种器械及敷料,检查灭菌手术包是否在有效期内。手术前后详细清点手术器械、敷料等的数目,术后将器械、物品先进行无害化处理后再清洗、擦干、上油,并送消毒。污染的器械和敷料,应分别进行消毒处理。

4.无菌物品要有专柜,放置有序,各种容器及敷料均要有标志及灭菌日期,每日检查一次,超过有效期须重新消毒。手术包、器械、敷料等,必须一用一灭菌,做到一人一包一器具,防止医源性感染和交叉感染。

5.坚持术前查对受术者姓名、性别、年龄、诊断、手术名称、部位等;术中细致操作,严密观察受术者生命体征;手术完毕后,术者应当立即完成手术记录,填写手术登记。留院观察的服务对象,技术人员应按规定定时诊视。

6.对受术者术前术后应做好健康宣教。受术者离院前应详细交代注意事项及复诊时间并指导合理避孕。

7.手术室对施行手术的受术者应做详细登记,按月统计上报。协同有关科室研究感染原因,及时纠正。

8.手术室的药品、器械和物品应有专人负责保管,放在固定位置。使用电动吸引器,必须先测试负压。手术操作过程中,要做到稳、准、轻、细及无菌操作。术后要仔细检查吸出的胎盘及绒毛组织是否完整、是否与妊娠月份相符合。受术者术后需要观察半小时,无异常方可离院。

9.负责保存和及时送检手术采集的标本。

10.手术中遇到意外情况,应立即向上级医师或单位领导汇报,及时组织抢救,并作详细记录。定期分析术后感染和并发症情况,采取有效措施,最大限度地减少切口感染及其他并发症。

11.手术室抢救设备、器械及药品等必须齐备,存放位置要符合卫生学要求,并始终处于备用状态。麻醉及剧毒药品应有明显标志,专柜加锁,专人管理,使用要遵医嘱并仔细复查核对。做到抢救程序、器械仪器使用及药物剂量使用三熟悉。

12. 精密仪器应专人保管,手术包及器械定期消毒、定点存放,严禁使用消毒过期和未消毒的手术包和器械;手术室物品不得外借。

13. 认真做好清洁卫生,每日用含氯消毒剂涂擦地面、手术台面、桌椅,定时进行空气消毒,每周彻底清扫消毒 1 次,每月做细菌培养(包括空气、消毒后的手及物品)一次。

14. 严格按要求分类收集及处理医疗垃圾,并做好登记。

三、避孕药具发放管理工作制度

1. 避孕药具发放必须专人管理,按计划发放。全面掌握、分析和利用各种信息资料,如使用药具人数、库存量、药具品种、规格、型号、群众的使用习惯等情况,做到"品种齐全、结构合理、库存适量、杜绝浪费、保障供应、满足需求"。

2. 建立避孕药具管理和使用效果随访表、账册表,做到账册齐全,记载及时、完整、准确,定期清仓查库,做到账、卡、物相符。

3. 药具陈列柜品种齐全,按品种、规格、有效期分类存放,摆放整齐、挂牌示意、标志明显。凡是破损、潮解、变质、失效等不合格的药具,不得发放,报废过期、变质、失效的计划生育药具,严格按照计划生育药具报废管理的有关规定、程序,全年药具报损率在5‰以下。过期失效药具须按规定及时清理报废。

4. 做好药具质量及不良反应监测工作,及时、准确地汇总、反馈、分析、处理药具发放使用过程的质量状况、使用效果以及可能产生的副反应或严重不良反应。每年汇总使用药具的不良反应个例。

5. 实行计划生育免费发放为主渠道,以满足育龄夫妻的用药需求。国家免费发放的避孕药具,严禁用于市场销售。

6. 建立使用药具对象的登记表,对使用者开始 3 个月每月随访 1 次,以后按季度随访并做好记录,药具随访率要求达到90%以上。

7. 利用多种形式,宣传各种避孕药具知识,药具专管员应接受业务培训,持证上岗。

四、避孕药具咨询、宣教及发放登记制度

1. 先进行药具品种、规格、型号的介绍,为每位前来领取药具的育龄群众进行

咨询,做到知情选择,正确指导。

2. 避孕药具应专人管理和发放,做好登记。每次发药时要对前次使用药具的效果进行随访,统一使用本地区避孕药具发放登记册。

3. 发放药具的人员要遵循"先检查,后发放"的原则,即检查药具的质量、使用有效期,保证发放质量合格的药具。

4. 如发现药具过期(药具使用有效期:口服药、避孕针五年,避孕栓、避孕膜 2 年,简装避孕套 2 年,精装避孕套 3 年),药品出现变色、斑点、粘连、裂片、潮解、破损,注射针剂发黄、浑浊等现象,严禁向下发放,应及时送交县或乡药具管理站报损,不得私自销毁。

五、计划生育手术并发症及药具不良反应管理制度

(一)手术并发症(不良事件)

1. 在服务中心节育手术中出现的并发症应及时报告上级业务主管人员或中心负责人,紧急处理后可直接报告上级行政主管部门或手术并发症(不良事件)监测中心(ADR)。不得隐瞒,积极组织会诊和处理,防止后遗症发生。对急症病例需抢救但无抢救条件的可转诊到有条件的医疗单位救治。

2. 对来服务中心外的节育手术并发症就诊者,应热情接待,详细询问情况,给予认真细致检查,如实详细记录手术情况、病情及处理经过、治疗结果。需要做技术鉴定的,要按《计划生育手术并发症管理办法》进行申报,按程序组织鉴定并按鉴定结果进行处理。

3. 服务中心内建立手术并发症病历档案,并专人管理,妥善独立保存,组织专门人员进行定期随访。

4. 对明显与节育手术无关者,应耐心解释,讲清道理,建议其自行求医诊治。对一时难以确定责任的,可针对本人具体情况建议做进一步检查和试探性治疗。对家庭、生活确有困难者,建议与有关部门联系解决。

(二)药具不良反应

1. 县(区)计划生育技术服务中心的服务人员及药具管理发放人员应做好药具宣传工作,使育龄群众在领取药具时知晓可能出现的不良反应并得到满意的服务。

2. 对卫生计生部门、社区居委会、村委会药具管理发放人员进行定期培训,服用避孕药出现类早孕反应、闭经、白带增多、乳房胀痛、阴道出血等不良反应时,医生、护士及计划生育服务人员应及早发现、及早报告。

3. 使用药具一经出现不良反应,应立即到县(区)计划生育技术服务中心或医疗单位进行检查处理,并详细记录病情,对急症病例进行紧急处理后直接报告上一级药品不良反应检测中心(ADR)。

六、随访工作制度

随访分为定期随访和经常性随访。随访的目的是帮助服务对象巩固已有的避孕节育方面的科学知识;及时发现和处理避孕方法的副作用和并发症,减轻服务对象的痛苦和促进健康。减少或防止避孕失败,提高避孕方法的有效率和续用率。

(一)定期随访

1. 对象、时间:原则上对实行输卵管、输精管绝育,放置宫内节育器,放置皮下埋植剂者,术后1周或1个月内进行专业随访1次;人工流产后1周内,药物流产、引产术后2周内,产后42天,进行专业随访1次。如施术服务人员根据手术情况约定首次随访时间,则按照约定时间进行首次随访。

2. 内容:检查手术创口是否有渗血、血肿或感染,有无发热及异常阴道流血等。

3. 人员:由服务技术人员随访,做好随访登记并妥善保管资料。

(二)经常性随访

1. 对象、时间:放置宫内节育器者,在术后3个月、半年进行随访;输卵管、输精管绝育,放置皮下埋植剂者,在术后半年进行随访;以后随访可结合查孕查环或生殖健康检查进行。对使用药具进行避孕者,在使用或更换后第1个月随访,平时可结合查孕查环或生殖健康检查进行随访。

2. 内容。

(1)服务对象对所采用的避孕方法及其注意事项是否认识和理解,并及时加以指导。

(2)了解服务对象对所采取的避孕措施存在的顾虑或问题,及时、正确、科学、通俗易懂地作出解释或解答。

(3)服务对象所采取避孕方法是否适宜,是否出现不良反应。

3. 人员:结合查孕查环或生殖健康检查进行的经常性随访由技术服务人员进行,村(居)卫生室人员和计生专干可协助进行相关访视,做好随访记录并妥善保管。

七、基层指导工作制度

1. 区县服务中心成立计划生育技术服务指导专家组。

2.服务中心负责人统筹安排基层技术指导工作,并作为重要工作内容纳入年度工作计划和目标考核。

3.服务中心负责人指定有经验、有能力的技术人员分片包干,负责各乡镇的计划生育技术指导工作。

4.技术指导人员每年下乡镇指导时间不应少于3个月,并随时主动了解所包干乡镇的技术服务工作情况,及时向服务中心负责人汇报。

5.区县服务中心每年定期对乡镇服务站(乡镇卫生院或社区卫生服务中心)的计划生育技术服务人员进行集中培训,并有计划地接受乡镇服务站的技术人员的进修学习。

6.基层在技术服务方面遇到困难请求区县服务中心支援时,区县服务中心应及时派出技术骨干给予现场支援、指导。

7.区县服务中心负责对乡镇服务站实施避孕节育新技术的培训指导;乡镇服务机构负责村(居)卫生室人员或计生专干的培训。

计划生育技术服务分级随访工作规范

（2016 年版）

为落实安全避孕，完善妇幼保健计划生育全周期技术服务，为广大育龄群众提供系统、连续、全方位的妇幼健康优质服务，根据《重庆市人口与计划生育条例》（2016 年）、《重庆市计划生育技术服务规范（2015 年版）》和《临床技术操作规程计划生育分册》有关规定，结合我市妇幼健康计划生育技术服务机构工作实际，特制定本分级随访服务工作规范。

一、随访对象

1. 计划生育手术对象。

2. 使用避孕药具对象。

3. 新婚对象。

4. 产后对象。

5. 计划生育手术并发症对象。

二、随访目的

强化系统整合与分工协作，规范基层计划生育随访服务，提高优质服务水平。

三、随访项目

1. 放置宫内节育器术后随访。

2. 取出宫内节育器术后随访。

3. 放置皮下埋植剂术后随访。

4. 取出皮下埋植剂术后随访。

5. 输卵管绝育术后随访。

6. 输精管绝育术后随访。

7. 药物流产后随访。

8. 人工流产（负压吸宫术、钳刮术）后随访。

9. 中期妊娠引产术（依沙丫啶羊膜腔内注射引产、水囊引产）后随访。

10. 计划生育手术并发症诊治后随访。

11. 使用避孕药具后随访。

12. 新婚计划生育随访。

13. 产后计划生育随访。

四、计划生育服务随访时间及内容

序号	项　目	随访时间								随访内容
		周	周	42天	1个月	3个月	6个月	1次/月	1次/季	1次/年	
1	放置宫内节育器术后随访				√	√	√			√	(1)放置后效果;(2)术后症状(月经变化,腰痛、腹痛、白带等变化情况);(3)妇科与B超(X线)检查情况;(4)告知事项:及时查环查孕,了解IUD在宫腔内情况,脱落或带器妊娠及时采取补救措施
2	取出宫内节育器术后随访				√						(1)术后有无不适症状及转经情况;(2)告知事项:及时查孕,或落实其他避孕措施
3	放置皮下埋植剂术后随访	√			√	√				√	(1)手术效果;(2)伤口局部情况(有无红肿、疼痛及皮下出血/血肿,埋植物异位或脱出)及自觉症状;(3)月经变化(周期、经期、经量或闭经);(4)一般情况变化(体重、血压、乳房等)。如出现任何一项阳性体征,建议到原手术单位咨询和处理
4	取出皮下埋植剂术后随访	√				√					(1)切口愈合情况;(2)月经变化情况;(3)计划妊娠者记录妊娠时间和妊娠结局或更换其他避孕措施

续表

序号	项 目	随访时间									随访内容
		周	周	42天	1个月	3个月	6个月	1次/月	1次/季	1次/年	
5	输卵管绝育术后随访	√				√				√	（1）手术效果;（2）一般症状（发热,切口红肿、疼痛、渗血、流脓、包块,阴道不规则出血,腹胀、恶心、呕吐,大小便,盆腔检查与其他器官检查等情况）;（3）月经情况（周期、经量、痛经、闭经）;（4）一般情况（如体温、脉搏、血压、肤色、精神状态等）。如出现以上任何一项阳性症状,建议和帮助其联系到手术单位就诊与处理
6	输精管绝育术后随访	√				√				√	（1）手术效果;（2）术后有无发热,阴囊切口是否愈合、有无红肿或疼痛及未吸收缝线;（3）输精管、精索、附睾、睾丸等部位的检查;（4）嘱其注意:术后1周内避免体力劳动和剧烈运动,2周内不宜房事,术后3个月内务必采取避孕措施,手术1年后定期到当地计划生育服务机构进行复查
7	药物流产后随访	√	√	√							（1）一般状况、阴道出血和胚囊排出情况;（2）超声检查或HCG测定情况,注意有无残留及并发症,妇检情况,有异常情况（突发大量活动性阴道出血、持续腹痛或发热）及时急诊处理;（3）流产效果（有无不全流产或失败）,月经恢复情况;（4）指导其选择避孕方法,防止再次意外妊娠

序号	项目	随访时间									随访内容
		周	周	42天	1个月	3个月	6个月	1次/月	1次/季	1次/年	
8	人工流产(负压吸宫术、钳刮术)后随访	√			√						(1)一般状况、月经情况,注意有无残留及并发症,妇检情况,有异常情况(阴道多量出血、发热、腹痛等)及时处理;(2)指导其选择避孕方法及时落实避孕措施,防止再次意外妊娠
9	中期妊娠引产术(依沙丫啶羊膜腔内注射引产、水囊引产)后随访				√						(1)一般状况、回乳及月经情况,注意有无残留及并发症,妇检情况,有异常情况(阴道多量出血、发热、寒战、腹痛等)及时就诊处理;(2)指导其选择避孕方法,防止再次意外妊娠
10	计划生育手术并发症诊治后随访								√		(1)询问身体、心理状况及并发症治疗恢复情况;(2)了解优惠政策的倾斜及落实情况
11	使用避孕药具后随访				√			重点对象		使用3年以上且无严重副作用对象	(1)服务对象自主选择计划生育避孕节育措施,及时发放,指导正确使用(同时发放避孕节育科普知识宣传册),掌握每个服务对象使用的正确性、适应性和使用的效果;(2)了解使用避孕药具的副反应(恶心、呕吐、月经变化、痛经、乳房胀痛、下腹痛、腰背酸痛、少量(点滴)出血、贫血、对乳胶制品过敏、注意体重和血压等),有异常和严重情况及时处理与报告;(3)使用不当造成失败怀孕的,要采取补救措施,必要时建议采取其他避孕措施

续表

序号	项目	随访时间								随访内容
		周	周	42天	1个月	3个月	6个月	1次/月	1次/季	1次/年	
12	新婚计划生育随访				√						（1）了解新婚夫妇双方情况，宣传生育政策、孕前保健及孕前优生健康检查、生殖健康及优孕优育知识，发放相应的宣传品；（2）根据需要提供避孕药具，指导做好孕前准备
13	产后计划生育随访			√							（1）了解饮食、睡眠、便秘、痔疮等一般状况；（2）检查乳房，了解哺乳情况；（3）观察子宫复旧及恶露情况；（4）观察会阴切口、剖宫产腹部切口愈合情况；（5）了解产妇心理状况；（6）了解产妇全身检查及妇科检查情况；（7）宣传避孕节育知识，及时提供避孕药具服务；（8）了解产后避孕措施落实情况，并指导选用安全、适宜、可靠的避孕节育措施；（9）了解新生儿生长、喂养、预防接种情况

五、随访流程

县乡村分级共同随访服务流程图

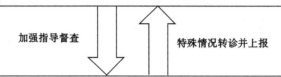

区县级服务机构

1.在本机构接受计划生育手术及并发症诊治对象的首次专业随访

2.在本机构咨询指导下使用避孕药具及产后计划生育服务对象的首次专业随访

3.负责本机构和本地区其他医疗机构及乡村级机构转介的有严重不良反应及并发症诊治对象的经常性随访

加强指导督查　　　　　　　　特殊情况转诊并上报

乡镇级服务机构

1.在本机构接受计划生育手术及并发症诊治对象的专业随访及经常性随访

2.在本机构咨询指导下使用避孕药具及产后计划生育服务对象的首次专业随访

3.接受县级机构向下转介的计划生育手术及并发症诊治对象的第2次及以上经常性随访

4.负责本机构及接受县、村级机构转介的有避孕药具副反应对象第2次及以上的经常性随访

加强指导督查　　　　　　　　特殊情况转诊并上报

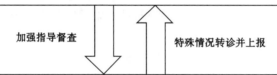

村级服务室

1.在本服务室咨询指导下使用避孕药具对象的首次专业随访

2.辖区内当年新婚对象的经常性随访

3.接受县、乡服务机构向下转介的产后对象第2次及以上的经常性随访

4.负责本村室及接受县、乡服务机构向下转介的使用避孕药具一般对象第2次及以上的经常性随访

六、随访职责

计划生育技术服务随访工作实行区县、乡镇、村三级分工协作和上下联动的随访制度。首诊机构负责首次随访,经常性随访以乡镇级及村级随访为主。

1.区县级职责:由区县妇幼保健计划生育服务中心(妇幼保健院)负责。

(1)承担本机构计划生育手术及手术并发症诊治对象的首次随访。

(2)承担本机构咨询指导使用避孕药具及产后对象的首次随访。

(3)承担县、乡、村三级机构有严重不良反应及并发症对象诊治的随访。

(4)指导乡镇机构及村室落实转诊随访。

（5）指导督查乡镇机构及村室的随访工作。

2.乡镇级职责：由乡镇卫生院（城市社区卫生服务中心）负责。

（1）承担本机构计划生育手术及手术并发症对象的随访。

（2）配合做好区县级转介的计划生育手术及手术并发症对象第二次及以上的随访。

（3）承担本机构使用避孕药具及产后对象的首次随访。

（4）承担县、乡、村三级机构使用避孕药具有不良反应对象的随访。

（5）负责村室的转诊随访。

（6）向区县级机构转诊有严重不良反应及并发症的随访对象。

（7）指导督查村室的随访工作。

3.村级随访职责：由村卫生室、计生员负责。

（1）本村室使用避孕药具对象的首次随访。

（2）本村当年新婚对象的随访。

（3）乡、县级机构产后对象第二次及以上的随访。

（4）村、乡、县三级机构使用避孕药具一般对象第二次及以上的随访。

（5）向乡（县）级机构转诊使用避孕药具有副反应的对象及其他无法处理的随访对象。

（6）全面、及时、准确掌握本村育龄群众婚育情况、避孕节育情况，了解育龄群众对计划生育、优孕优生、避孕节育、生殖保健等各方面的需求，提供必要的咨询及技术服务。

七、随访要求

宣传解读人口计生政策、传授生殖保健、优孕优生、预防出生缺陷知识，指导落实避孕节育措施，把随访工作与做好孕前优生健康管理、产后和人流后关爱及性与生殖健康教育等结合起来，做到广覆盖、不遗漏。加强与随访对象的经常性接触和交流沟通，加强人性化、个性化服务，正确提供信息和规范提供咨询，帮助服务对象普及知识，转变观念，改变行为，提高生殖健康素养，把随访工作真正落到实处。

1.随访工作要做到分级、人员、职责三落实，确保责任到位。

2.建立定期专业随访和经常性随访的转访机制，各级机构应加强沟通协作，上级机构加强对下级机构的指导和培训，不断提高随访人员的随访咨询能力。

3.随访方式应灵活多样（上门随访、预约随访、错时随访、电话随访、邮箱随访、短信（微信）随访、信函问卷式随访等）。主要以面对面为主，结合实际，充分利用电话、网络等手段。

4. 随访工作要进行完整、规范、真实的记录。记录内容含：时间、地点、对象、方式、项目和内容、发现的情况、处理意见和受访者的需求，以及面对面访问需受访者签名。

5. 特殊情况及时处理并上报。随访中发现有异常情况（副反应、并发症）的，应及时作出处理；严重的副反应、并发症在处理的同时，应向同级领导和上级技术服务部门报告，直至情况好转、稳定或转诊。

6. 随访率达90%以上，重点对象访谈率达95%以上，群众满意率达95%以上。

7. 建立随访资料档案。使用统一的随访表，按计划生育技术服务时间分年度装订成册，分类登记。及时进行资料的汇总、统计和分析。有条件的地方可逐步实行电子化管理，并与现行的孕产期系统管理相衔接。

8. 《计划生育咨询随访服务情况年报表》由乡镇卫生院（社区卫生服务中心）上报至区县妇幼保健计划生育服务中心（妇幼保健院）。各区县妇幼保健计划生育服务中心（妇幼保健院）收齐所有报表后按要求进行网络直报和报送纸质表到省/市级妇幼保健院。

9. 准确了解掌握服务对象的孕育动态和落实避孕节育措施状况及适应性与不良反应等情况，不断根据随访对象的反馈进行分析和改进，丰富随访方式和随访内容。

10. 随访工作要明确随访责任，各级要指定专人负责。各乡镇级及村级计生服务部门应将本地区负责随访工作的人员名单报区县级妇幼保健计划生育服务中心备案。

11. 将随访工作纳入考核机制，以确保分级随访工作落实到位。

退出育龄期妇女宫内节育器取出术
管理规范和转诊流程

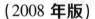

（2008 年版）

为配合退出育龄期妇女宫内节育器安全性健康管理工作,特制订高危计划生育手术管理规范和转诊流程,具体如下。

一、高危计划生育手术管理规范

（一）目标人群确定

基于全员人口信息系统,由区县或乡镇行政主管部门对辖区内的退育期体内置留有宫内节育器的妇女人数进行统计、汇总,明确带环妇女的生殖健康状况,按绝经期 2 年内和 2 年以上分类建档,确定四类目标人群。即

1.一类目标人群:常规手术可顺利取器。

2.二类目标人群:须扩宫颈常规手术取器。

3.三类目标人群:不能实施常规取器者,借助可视超导或宫腔镜取器。

4.四类目标人群:区县机构难以处理的取器者,借助腹腔镜或开腹术取器。

以上四类目标人群是根据受检查妇女宫内节育器取出难易程度的大致分布比例,结合乡站、区县中心、市院现有技术和设备水平,综合分析得出。

（二）目标人群工作分配

1.一类目标人群:在区县中心指导下,可在中心服务站完成。

2.二类目标人群:由区县中心完成。

3.三类目标人群:由区县中心完成;或在市院专家组、"重庆市计划生育手术指导会诊中心"指导下完成。

4.四类目标人群:由市级计划生育手术指导会诊中心完成,该中心由市人口计生研究院专家组成。

（三）高危计划生育手术管理

1.门诊进行高危筛查,在病历上标高危标记,填写高危因素。

2. 术前向家属说明手术难度及后果,签知情同意书。

3. 作为重点手术,安排充足手术时间。

4. 由有经验的医师承担手术。

5. 二、三类目标人群疑难高危手术应在区县级机构进行,四类目标人群疑难高危手术在市级机构进行,必要时住院手术。

6. 疑难高危手术必要时进行手术前会诊讨论,采取预防措施。

7. 术后观察 2 小时,检查无异常方可离院。

二、退育期妇女转诊流程

1. 由乡镇服务站进行高危筛查评估,填写高危因素,分类组织,预约进站或转诊。

2. 一、二、三类目标人群转诊标准为:绝经 2 年以内须宫颈处理或绝经 2 年以上,由乡镇计生办组织,向区县中心转送。

3. 第四类目标人群转诊标准为:区县中心完成医疗风险较大、需借助腹腔镜或开腹术取出者,由区县主管部门或区县中心组织,向市计划生育手术指导会诊中心转送,具体标准包括:

(1)子宫、宫颈重度萎缩。

(2)绝经后取节育器一次未成功。

(3)绝经后取节育器有断端残留。

(4)绝经后节育器嵌顿。

(5)绝经后节育器异位。

为保障妇女身心健康,杜绝医疗风险,保障该项工作的顺利完成,以上人群不包括以下情况者:

(1)年龄大于 70 岁。

(2)全身情况不良或处于疾病急性期。

(3)生殖器官或全身其他器官有恶性肿瘤。

(4)脑血管意外史。

(5)糖尿病并发症。

(6)凝血障碍或严重贫血。

(7)不明原因不规则阴道出血。

(8)手术部位皮肤严重感染。

(9)盆腔邻近器官损伤。

（10）骨盆严重畸形。

区县中心在转诊该类目标人群时须出具：

（1）转诊证明。

（2）病史记录。

（3）患者名单。

（4）转入时间。

计划生育技术服务机构女性生殖健康检查工作规范

(2006 年版)

女性生殖健康检查的宗旨是促进避孕节育知情选择,避免非意愿妊娠,加强生殖道感染普查防治,提高育龄人群的生殖保健意识、生殖健康知识和自我保健能力。女性生殖健康检查是计划生育技术服务的重要内容,是实施避孕节育全程服务的重要组成部分,是预防保健和健康维护的重要步骤。各级计划生育技术服务机构要定期定点,提供全面、规范、系统的生殖健康检查优质服务。根据《中华人民共和国人口与计划生育法》《计划生育技术服务管理条例》和《中共中央国务院关于全面加强人口和计划生育工作统筹解决人口问题的决定》,特制定本工作规范(以下简称《规范》)。

一、技术服务内容

(一)宣传与健康教育

热情接待前来接受检查的群众,以咨询、健康讲座及宣传资料的发放等形式,讲解计划生育/生殖健康的重要性,介绍生殖健康检查服务内容及流程。主要内容包括避孕节育方法知情选择、生殖道感染防治、艾滋病预防、乳腺疾病防治以及相关生殖健康与家庭保健知识。

(二)生殖健康医学检查

通过咨询与医学检查,了解避孕节育措施落实情况,对受检者的生殖健康状况做出筛查或诊断。针对存在的避孕药具不良反应及手术并发症、意外妊娠、常见妇科疾病或疑似病例(包括疑似性传播疾病和妇科肿瘤)等健康问题,提出建议,作出正确的处理。对疑似病例指导进一步检查或诊治。

生殖健康医学检查应在知情同意的基础上进行,同时应注意保护受检者隐私。

检查项目包括:避孕节育措施落实情况、生殖健康咨询、妇科检查、妇科腹式或阴式 B 超、阴道分泌物检查、乳腺癌筛查、宫颈癌筛查等。有条件的机构配置阴道镜检查。

1. 了解避孕节育措施落实情况：聆听主诉，重点询问月经史、生育史、避孕史，对育龄期妇女要重点了解避孕药具使用情况及其不良反应的发生情况。

2. 医学检查：在宣传与健康教育或咨询的基础上，征得受检者同意，通过医学检查，掌握其计划生育/生殖健康状况。对疑似病例提出指导性建议。

（1）妇科 B 超检查（子宫、附件）。

（2）乳腺检查：临床触诊辅助乳腺仪进行双侧乳腺检查。

（3）妇科检查：外阴、窥视（阴道、宫颈）双合诊、三合诊或直肠-腹部诊。

（4）宫颈癌前病变筛查：依据经济水平和技术条件选择适宜的筛查方案。

（5）阴道分泌物检查：采用悬滴法，常规项目包括清洁度、滴虫、念珠菌、细菌性阴道病等。有条件的区县可采用"妇科白带涂片多项检查快速染色技术"。

（三）健康指导

遵循普遍性指导和个性化指导相结合的原则，对接受了生殖健康检查的群众进行健康指导。主要内容包括：

1. 预防意外妊娠的健康指导

（1）介绍常用的避孕方法种类。

（2）有针对性地介绍新婚期、哺乳期、生育后、流产后、更年期等避孕方法的选择。

（3）避孕失败如何采取紧急避孕补救。

（4）反复流产对妇女健康的危害。

2. 预防生殖道感染的健康指导

（1）建立安全性行为：推迟首次性行为的时间、减少性伴侣数量、坚持正确使用安全套。

（2）识别生殖道感染的症状，及早就医：一旦发现阴道分泌物异常（增多、臭味、脓性）/外阴瘙痒、尿道分泌物异常、女性下腹痛、生殖器溃疡（水泡、糜烂）等症状，要尽早到计划生育技术服务机构或正规医院就诊，并与性伴侣同时治疗。

（3）识别易感人群，如孕妇和使用口服避孕药者；长期服用抗生素和类固醇激素类药物；糖尿病患者；经常阴道冲洗或灌洗者。

（4）保持外阴清洁，避免使用清洁剂、消毒剂、中药等冲洗阴道，如需阴道冲洗，应由医务人员根据病情酌情使用。

（5）每天应使用清水或浴液、香/肥皂清洗外阴。

（6）必须在医生指导下使用抗生素，尽量避免长期服用。

（7）凡是接受过阴道或宫颈手术操作的妇女，在术后的几个星期内，如果出现发热、下腹疼痛、阴道分泌物异常等可疑有感染的症状，都要立刻就医。

3. 预防乳腺癌的健康指导

（1）合理膳食。

（2）生育后鼓励母亲哺乳。

（3）避免胸部及乳房过多 X 线照射。

（4）掌握并坚持每月乳房自查。

（5）定期接受预防性生殖健康检查。

4. 预防宫颈癌的健康指导

（1）倡导安全性行为，注意经期和性生活卫生，避免过早性生活和性生活混乱。

（2）提倡计划生育，避免早生多生。

（3）重视宫颈癌的早期症状，如接触性出血及阴道异常排液，特别在绝经前后出现上述症状更应注意。

（4）定期宫颈癌筛查，做到早发现、早诊断、早治疗，降低宫颈癌死亡率。

（5）积极治疗"宫颈上皮不典型增生""宫颈糜烂""宫颈息肉"等和宫颈癌相关的病变，从而降低宫颈癌的发病率。

（6）合理膳食，避免维生素及微量元素的缺乏。

5. 围绝经期/老年期妇女健康指导

（1）指导认识此期的生理、心理变化特点和常见症状，帮助掌握规律，加强保健。

（2）加强避孕指导，已放置宫内节育器者如无不适，建议绝经半年以上、1 年内及时取环，原则上不超过 2 年。

（3）指导定期体检，早期诊断和治疗妇科常见肿瘤，提高生存率。

（4）指导合理用药，防治围绝经期综合征、外阴干燥和老年性阴道炎等。

（5）指导树立正确性观念，推荐改善性功能的措施。

二、机构与人员的管理

（一）技术管理要求

1. 技术服务机构：预防性生殖健康检查由市人口计生委和县人口计生委颁发了计划生育技术服务执业许可证的机构承担。以中心乡服务站为主。市、县两级机构可分别组成流动服务队，或配置与技术服务相适宜的设备设施流动检查车，巡回区乡共同服务。

（1）房屋要求：设置妇检室、B超/乳腺检查室、咨询室、检验室等。

（2）器械、设施要求：

①咨询室：桌椅、辅助教具（如医学挂图、正常男女性生殖器模型、避孕药具、宣传材料等）。

②妇科检查室：妇科检查床、器械桌、无菌手套、窥阴器、一次性臀垫、鼠齿钳、长镊、棉拭子、棉球、消毒液、液状石蜡或肥皂水、屏风、洗手池、污物桶、消毒物品等。（有条件的区县可配置阴道镜、一次性窥阴器和3%醋酸溶液、碘试验溶液）。

③检验室：双目生物显微镜（自带光源），玻片，生理盐水，10%氢氧化钾，pH试纸。

④影像室：检查床、帘布、台式B超仪及检查耗材。有条件的地方，可配置阴道镜和阴式B超。

（3）环境要求：

①保持室内安静、整洁、温馨、舒适，遵照妇检临床技术操作规范，注意工作场所的隐秘性，保护服务对象的隐私，防止交叉感染。

②检查场所布局合理，方便群众，设置醒目的服务流程、检查项目及相关检查室标识，配备宣传资料、转诊卡和有关登记表。必要时配备引导人员或健康宣讲员，发放健康知识宣传品，并提供开水、休息椅等。

2.技术服务人员的配备：应根据实际需要，配备数量适宜、持执业（助理）医师证的妇产科医师（或计划生育、妇幼保健医师）和注册护士，合格的B超检查人员、检验人员和经过培训的生殖健康教育和生殖健康咨询人员。

3.服务质量管理

（1）建立健全各项制度，加强质量控制，提高疾病诊断和医学指导意见的准确率，服务对象对服务的满意率等。

（2）开展人员培训，相关人员须定期接受市级组织的专项知识与技能培训，强化妇科检查临床技术操作步骤，掌握避孕节育方法的医学选择标准和知情选择服务规范、生殖道感染防治临床诊疗规范、宫颈癌前病变和乳腺癌筛查方法以及艾滋病防治知识等。

（3）检查中的常规检验项目，应按临床检验规范的方法及质量控制标准进行。检验人员应严守操作规程，出具规范的检验报告。

（4）按照生殖健康检查与干预服务内容，服务机构要配置好所需设备仪器、检查用具及耗材、试剂，注意仪器设备运行的安全性，对各种医疗器械要进行定期检修与维护。

（5）使用后的一次性医检用品,要严格按照《医疗废物管理条例》《医疗卫生机构医疗废物管理办法》及《消毒技术规范》的规定和要求,严格做好消毒和回收处理工作。

（二）检查工作流程

1. 预约工作流程:充分运用人口管理服务网络和人口资源信息系统(以下简称PIS),由计生办人员会商服务站人员,按街(村或社区)制订每月检查预约日程,将生殖健康检查服务内容、服务时间、服务地点通知入户到人。同时,向生殖健康服务站提供应检服务对象花名册。

服务站应根据应检人数与技术人力,制订出每月检查日程,以街村为单位,依次预约每月应检查的街村及人数,张榜公布。同时,提交所在地区人口计生管理部门备案。

2. 技术服务流程:参检对象按预约通知入站,接受服务站技术服务人员提供的生殖健康宣传教育和生殖健康咨询服务,依情按需接受乳腺检查、妇科 B 超检查、妇科检查、阴道分泌物检查等。检查医师根据检查结果,为参检对象提供检查后的计划生育/生殖健康指导,发放健康处方或提供适宜的治疗干预。对暂不能确诊或不能提供现场治疗的对象,提出转诊建议和进一步就医的信息。

3. 跟踪随访:对前次检查疑似病人或患者诊治后未治愈者,要认真询问诊治经过,认真分析,制订正确的治疗方案,进行适宜治疗或指导,并及时随访。

（三）信息登记与报告

服务站技术服务人员按应检服务对象花名册,为每位参检者填写统一的女性生殖健康检查登记表。按检查内容,依次检查并做好记录。检查完毕,由专人收表、核查审定、建立生殖健康个人档案。做到检查结果科学、准确,并提交所在地区PIS 信息录入人员汇总、录入、数据上报,做好信息反馈。

妇幼健康服务"计划生育技术服务"统计指标

(2016 年版)

指　标	定　义	计算公式	备　注
综合避孕节育率	是某一地区、某一时点（通常为年末），已婚育龄妇女中采取各种避孕措施的人数占已婚育龄妇女总人数的比率，以百分率表示。	综合避孕节育率＝已婚育龄妇女总人数中落实各种节育措施（男扎、女扎、安环、皮埋、药具）÷已婚育龄妇女总人数×100%	数据来源:重庆市人口家庭信息系统（西南人口信息中心） 1."期末应采取措施人数"（时点数），指统计时点已婚育龄妇女中除去离婚、丧偶、绝经、不育、生育孩子40天以内、人流引产40天以内、符合政策已孕或待孕的人数 2."选用各种避孕方法人数"（时点数），指统计时点已婚育龄妇女中已选用各种避孕措施的人数。"其他"是指除表中前面所列各项以外的避孕方法 3."本期实行计划生育手术例数"（时期数），指统计期内所有统计对象施行各种避孕节育手术的例数。"男性绝育"是指输精管结扎和粘(栓)堵，"女性绝育"是指输卵管结扎和粘(栓)堵;"人工流产"是指怀孕13周以内（含13周）的人工终止妊娠;"其他"是指怀孕13周以上的人工终止妊娠 4."育龄妇女人数"（时点数），指统计时点本行政区内15～49周岁的女性人数 5."已婚育龄妇女人数"（时点数），指统计时点本行政区内已结婚（包括离婚、丧偶及非婚生育）的女性人数 6."分孩次的育龄妇女人数"（时点数），指统计时点本行政区内育龄妇女本人现存子女数分别为一孩、二孩、三孩及以上的育龄妇女人数（包含收养及判给前夫的孩子）

指　标	定　义	计算公式	备　注
孕前优生健康检查人群覆盖率	反映该时间段内项目进度和人群覆盖情况	孕优检查人群覆盖率＝选择时间段内完成评估的参检的夫妇总人数÷选择时间段对应年度计划怀孕夫妇总人数×100%	数据来源:国家孕前优生健康检查信息系统 分母来自当年政府部门确定的目标人群,分子来自服务机构录入孕前优生健康检查信息系统的完成评估的人数
计划生育技术服务总例数	指该统计年度内本地区(本机构)施行放、取宫内节育器术;输精(卵)管绝育术及吻合术;人工流产(负压吸引术、钳刮术、药物流产);放置和取出皮下埋植剂的例数之和	计划生育技术服务百分比＝该年该地某项计划生育技术服务例数÷某年某地各项计划生育技术服务总例数×100%	数据来源:全市妇幼健康统计报表 要求按手术的次数计算,如一人在同一统计年度内接受两次人工流产术,统计例数应为2;麻醉流产不计算在内
节育手术并发症发生率	在计划生育手术中因各种原因造成的术中或术后生殖器官或邻近器官和组织的损伤、感染等病症	某项计划生育手术并发症发生率＝该年该地该项计划生育手术并发症发生例数÷某年某地某项计划生育手术例数×10 000/万	数据来源:全市妇幼健康统计报表 如同一病例存在两种以上情况时,只填一种主要的,如子宫穿孔后感染,只填子宫穿孔
计划生育咨询随访(上门咨询)	指服务机构技术服务人员进村(社区)入户开展咨询时的服务对象人次		数据来源:全市妇幼健康统计报表

续表

指　标	定　义	计算公式	备　注
计划生育咨询随访(门诊咨询)	指服务对象到服务机构在咨询室接受咨询的人数		数据来源:全市妇幼健康统计报表 不含咨询后又接受其他服务的人群
计划生育咨询随访(查环)	指服务对象到服务机构以及服务机构进村(社区)开展B超环情检查的人次		数据来源:全市妇幼健康统计报表
计划生育咨询随访(查孕)	指服务对象到服务机构以及服务机构进村(社区)开展试纸孕情检查的人次		数据来源:全市妇幼健康统计报表
计划生育咨询随访(随访)	指计划生育手术后第一次随访人次	随访率＝该年该地某项计划生育手术术后第一次随访人数÷某年某地各项计划生育手术人次×100%	数据来源:全市妇幼健康统计报表 与上门咨询、门诊咨询、查孕、查环等4项的服务人次不重复填报
计划生育咨询随访(发放避孕药具)	指在统计期限内所有服务对象中使用免费供应的口服避孕药、注射避孕针、避孕套、外用避孕药的发放人次		数据来源:全市妇幼健康统计报表 特指免费供应的避孕药具,包括非户籍人口

续表

指　标	定　义	计算公式	备　注
计划生育知识普及率	计划生育知识普及率是指某地区一年内对育龄人群经过宣传教育资料发放、主题日活动、授课和面对面咨询,接受计划生育知识的人数与当年该地区育龄总人数之比	知识普及率＝某地年内育龄人群接受一次或以上计划生育知识宣教人数/当地年内育龄总人数×100%	数据来源:由区县妇幼保健机构按要求进行抽查,上报评价结果市级抽取部分重点人群进行复核 覆盖辖区内城乡育龄人群
计划生育知识知晓率	在育龄人群中进行计划生育知识调查,知晓合格人数占调查总人数的比例	采取统计抽样方法。计划生育知识问卷 100 分为满分,大于等于 60 分为知晓合格 知识知晓率＝育龄人口调查中知晓计划生育知识的人数÷育龄人口调查总数×100%	问卷调查,育龄群众对应享有的计划生育基本权利知晓率达90%,对所采取的避孕方法基本知识知晓率达85%以上 覆盖辖区内城乡育龄人群(委托第三方调查)
生育保健知识普及率	生殖保健知识普及率是指某地区一年内对重点人群经过授课和面对面咨询,接受生殖保健知识的人数与当年该地区育龄总人数之比	知识普及率＝某地年内重点人群接受一次或以上生殖保健知识宣教人数/当地年内育龄总人数×100%	数据来源:由区县妇幼保健机构按要求进行抽查,上报评价结果。市级抽取部分重点人群进行复核 覆盖辖区内城乡居民

续表

指 标	定 义	计算公式	备 注
生殖保健知识知晓率	在重点人群中进行生殖保健知识调查,知晓合格人数占调查总人数的比例	采取统计抽样方法。生殖保健知识问卷 100 分为满分,大于等于 60 分为知晓合格。知识知晓率 = 重点人群调查中知晓生殖保健知识的人数 ÷ 育龄人口调查总数 ×100%	问卷调查,城乡居民对生殖保健知识知晓率达 85% 以上。覆盖辖区内城乡居民(委托第三方调查)
出生人流比	指某一地区一定时期内(通常为一年),人工流产例数与同期活产婴儿数之比,即出生一个活产婴儿所对应的人流数	出生人流比 = 期内人工流产数 ÷ 同期出生人数	数据来源:全市妇幼健康统计报表,包括户籍与非户籍人群,说明人工流产的频率

备注:

1.重庆市全员人口信息统计工作按职责分层管理。

(1)区(县)卫生计生委是信息统计工作责任主体。指导基层工作,及时组织对本辖区数据质量进行监控和分析,确保辖区内信息完整、准确及安全。

(2)乡(镇、街道)是信息统计工作落实单位。负责人员培训、信息质量管理和安全,是办事采集和共享采集的主要承担者。

(3)村(社区)是个人和家庭基础信息责任主体。自主采集到的个人和家庭基础信息、其他采集方式获取的个人和家庭基础信息集中到村(社区),由村(社区)核实后录入 FIS。

计划生育及其他业务信息按照谁生产谁录入的原则更新信息。

2.计划生育技术服务包括计划生育技术指导、咨询以及与计划生育有关的临床医疗服务。

(1)计划生育技术指导、咨询包括生殖健康科普宣传、教育、咨询;提供避孕药具及相关的指导、咨询、随访;对已经施行避孕、节育手术和输卵(精)管复通手术的,提供相关的咨询、随访。

(2)与计划生育有关的临床医疗服务:避孕和节育的医学检查;计划生育手术并发症和计划生育药具不良反应的诊断、治疗;施行避孕、节育手术和输卵(精)管复通手术;开展围绕生育、节育、不育的其他生殖保健项目。

3.计划生育知识内容——参见《重庆市计划生育技术服务规范〔2015 年〕》中相关内容。

宣传教育和咨询方式主要包括:

(1)发放印制资料(种类、数量)。

(2)播放音响资料(种类、数量)。

(3)开展公众宣传咨询活动(种类、数量)、举办健康知识讲座(种类、数量)。

(4)个性化健康咨询(种类、人次)。

(5)手机短信(条数、覆盖人次数)。

个性化健康咨询包括上门咨询和门诊咨询。

4.中国公民健康素养——基本知识与技能(2015 年版)。

1)基本知识:

(1)选择安全、高效的避孕措施,减少人工流产,关爱妇女生殖健康。

(2)主动接受婚前和孕前保健,孕期应当至少接受 5 次产前检查并住院分娩。

(3)孩子出生后应当尽早开始母乳喂养,满 6 个月时合理添加辅食。

(4)通过亲子交流、玩耍促进儿童早期发展,发现心理行为发育问题要尽早干预。

(5)青少年处于身心发展的关键时期,要培养健康的行为生活方式,预防近视、超重与肥胖,避免网络成瘾和过早性行为。

2)基本技能:

会正确使用安全套,减少感染艾滋病、性病的危险,防止意外怀孕。

5.提高计划生育技术服务质量的关键环节。

(1)加强质量管理控制。

①认真执行《计划生育技术服务质量管理规范(试行)》(国人口发〔2006〕34号)、《常用计划生育技术常规》(卫基妇发〔2003〕32 号),建立和完善内部规章制度,规范服务程序和服务行为。

②认真做好术前咨询、体检、化验,术中无菌操作,术后观察随访,确保手术质量。

③加强医疗文书档案管理,建立健全避孕药具首诊排查登记制度,加强基础质量建设和环节质量管理,建立健全质量控制体系,认真落实知情同意制度,减少避孕节育手术并发症和事故的发生。

④县级以上服务机构要设立质量管理小组,建立质量督查制度。

⑤市级部门每年要至少组织一次技术服务质量专项督查。

(2)建立规范的转诊服务机制。

在服务系统内部建立转诊机制,与医疗保健机构畅通转诊渠道,明确责任,规范转诊程序,提高转诊效率,确保服务对象获得安全、及时、快捷的计划生育生殖健康服务。

(3)加强监督指导。

①根据《人口与计划生育法》《计划生育技术服务管理条例》及相关法律、法规,各级部门要建立行政执法责任制,强化执法监督,加强对服务机构、从业人员、计划生育技术应用、避孕药具等方面的执法检查和监督管理。

②依法规范本行政区域内的计划生育生殖健康服务秩序,从源头确保服务质量。

③发挥各级技术服务专家委员会的作用,做好机构审批校验、人员培训、病残儿医学鉴定和节育手术并发症鉴定等工作。

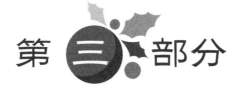

第 三 部分

计划生育技术服务
能力评估

基层服务机构现场评估内容及方法

（2012 年版）

一、服务机构标准化规范化建设

（一）环境规范

1. 业务用房面积达标。

标准：100 万人以上的面积一般不少于 3 000 平方米；50 万人以上的面积一般不少于 1 800 平方米；20 万~50 万人的面积一般不少于 1 500 平方米；20 万人以下的一般不少于 1 200 平方米。

检查方式：由区县自报面积，评估人员认为差距过大的，请区县提供有效依据。

2. 颜色、标识标牌、机构名称、阳光公示、人员着装、被服统一标准：符合国家人口计生委形象标识手册、《农村计划生育服务机构基础设施建设标准》（以下简称《建设标准》）和 2011 年重庆市阳光计生服务规范。

检查对象：机构外观标识、标准色、户外宣传栏、机构门牌中英文标准、服务大厅阳光公示、服务人员着装和被服统一规范。

（二）布局合理

1. 按服务功能分区明确、各功能区引导标识醒目。

标准：各功能区及科室设置要符合技术流程、保证服务质量、方便群众选择。按国家《建设标准》要求。

检查对象：机构内宣传科室、服务科室、手术科室、行政科室的布局。

2. 服务科室设置符合标准（见记录表）。

标准：2011 年《重庆市人口和计划生育服务机构基本设置标准》（渝人口发〔2011〕28 号）（以下简称《市级设置标准》）。

检查对象：宣传科室、服务科室、手术科室，重点评估检验室。

区县中心检验室评估内容：区县中心面积不少于 60 平方米；按功能设置分区，

功能区之间有隔离、有标识;设置消毒设备、安全防护设施(洗眼器、安装有非手动开关水龙头的洗手池等),安装空调系统。

中心服务站检验室督导内容:消毒设备、安全防护设施、安装空调。

检查室、治疗室有屏风或遮光帘保护隐私。

(三)人员达标

1. 在编人员配备符合标准,技术服务人员比例满足需要。

标准:区县中心人员配备主城区 15 人以上,其余区县 25 人以上;技术服务人员(医生、护士、医技等)比例不低于 85%;在编人员在岗达 100%。中心服务站服务人员 4~7 人,至少有 1 名以上临床执业(助理)医师。服务人员应具有医学专业相关的学历。

检查对象:核对机构人员编制、在岗、执业等情况,了解在编不在岗人数、空编人数。区县中心联系指导乡镇服务站人员不计入乡镇站实际人员。

了解记录(组长负责):2012 年全区县服务机构编制总人数、实际在岗人数(区县中心、乡镇服务站)、新增编制人数、区县中心新进人数、乡镇服务站新进人数,以及从系统外新进人数。

2. 专业技术高级、中级、初级岗位之间结构比例原则上为 1:4:5。

标准:医学专业技术高级、中级、初级岗位之间结构比例为 1:4:5。

检查对象:机构人员登记表和执业资格证核对,区县站抽查 3 名以上,有副高以上必须抽查。

3. 配齐开展孕优检查的临床、检验、风险评估技术服务人员,核查孕优项目人员的相关证件,此项工作由检验和管理人员负责,登记孕优项目登记表有错误的应进行纠正。

(四)设备达标

1. 配齐检查检验、手术室及相关临床设备(见记录表)。

标准:2011 年市级设置标准。

检查对象:实地查看,登记表与实际不符的应予纠正。

2. 配齐孕优检查所需的相关设备(见记录表)。

标准:国家免费孕前优生健康检查项目工作技术服务规范(试行)。

检查对象:此项由检验和管理人员负责检查,登记表与实际不符的应予纠正。

3. 手术室配置基本的抢救物品药品(见记录表)。

标准:计划生育技术服务质量管理规范。

检查对象:核查登记表与实际情况,登记表与实际不符的应予纠正。

（五）依法执业

1.查验机构有计划生育技术服务机构执业许可证、医疗机构执业许可证或母婴保健执业许可证。

标准：计划生育技术服务管理条例、计划生育技术服务机构管理办法和执业许可管理办法。

检查对象：计划生育技术服务机构执业许可证、医疗机构执业许可证和母婴保健执业许可证且在有效期内，现场按核准的服务项目，核实服务记录。

重点核对记录（组长负责）：区县中心计划生育技术服务机构执业许可证"法定代表人"是否更换，中心服务站计划生育技术服务机构执业许可证正本批准的服务项目名称是否符合计划生育技术服务机构管理办法、副本的服务项目是否符合2011年市级执业许可审批项目要求。

计划生育技术服务机构执业许可证正本项目统一名称：

执业许可证服务项目内容，根据批准开展的项目，按照下列条目填写：①计划生育技术指导、咨询；②计划生育临床检查；③计划生育手术并发症和药具不良反应诊治；④避孕节育手术；⑤输卵（精）管复通术；⑥其他生殖健康服务项目。

计划生育技术服务机构执业许可证副本项目名称：

执业许可证服务项目内容，根据批准开展的项目，按照下列条目填写：①生殖健康宣传教育咨询随访；②避孕药具发放指导咨询随访；③避孕节育医学检查；④生殖健康检查；⑤孕前优生健康检查；⑥宫内节育器放置术；⑦宫内节育器取出术；⑧皮下埋植剂放置术；⑨皮下埋植剂取出术；⑩输精管结扎术；⑪输卵管结扎术、腹腔镜输卵管结扎手术；⑫负压吸宫手术；⑬钳刮手术；⑭药物终止早期妊娠；⑮应用麻醉镇痛技术施行负压吸宫手术；⑯利凡诺羊膜腔内注射引产术；⑰水囊引产手术；⑱输精管复通术；⑲输卵管复通术；⑳计划生育手术并发症和药具不良反应诊治；㉑生殖道感染诊治；㉒不孕不育检查诊治。

2.在岗技术服务人员应取得相应的注册执业资格，持有计划生育技术服务人员合格证，并按核准的服务项目执业。

标准：技术服务人员应全部取得相应执业资格和计划生育技术服务人员合格证，其余人员应接受过人口和计划生育政策法规、药具专业知识等相关培训，取得计划生育技术服务人员合格证、生殖健康咨询师等职业资格。

检查对象：现场核实人员登记表，抽查3名计划生育技术服务人员合格证及相应的执业资格证件，查阅技术服务文书，核实其执业内容。

计划生育技术服务机构中从事计划生育技术服务的人员必须取得计划生育技

术服务人员合格证;凡是开展手术的人员,还应取得执业医师资格(注册执业医师、注册执业助理医师等);从事护理、检验、药剂、影像、心电等相关临床服务的其他技术人员,还应具备相应的执业资格(如注册护师、注册检验技师、注册药师及其他相应的执业资格)和本机构认可的上岗资格证明或培训证明。

二、精细化管理

(一)保障落实

1.核实机构公益类机构性质及人员经费保障。

检查对象:询问服务人员核实单位性质、基本工资和绩效工资标准。

2.服务机构免费服务经费纳入公共财政,足额按时落实标准:按 2009 年免费服务新结算标准落实计划生育技术服务例平经费(免费计划生育手术、免费生殖健康检查);孕优免费标准按国家标准和区县政府文件落实(渝计生委〔2002〕42 号、渝人口计生委发〔2009〕49 号、渝人口发〔2011〕47 号)。

检查对象:检查财政拨款凭证,核对免费服务经费(计划生育基本服务、生殖健康检查、孕前优生健康检查)到账情况。

3.了解机构设备更新制度的制订及落实情况。

(二)工作量化

1.了解机构定员、定岗、定责情况,查阅文件,核实事业单位工作人员岗位责任书和合同书。

2.了解机构是否按岗位人员执(职)业资质,制订了四项职能的服务量及效果考核标准,查阅主管部门考核文件和机构落实考核文件、工作量月统计报表和绩效考核表)。

(三)绩效考核

了解机构内部管理工作制度、服务人员绩效考核制度。查阅文件,核实是否建立机构绩效考核制度、方案和绩效考核记录,了解考核的做法。

(四)联动机制

1.区县中心要设置指导科,明确指导人员,落实联系乡镇站的技术指导、双向转诊、业务覆盖/辐射、质量控制等。

检查对象:查阅区县中心文件和技术指导工作记录(表),了解区县中心指导乡镇服务站情况。

2.核实区县中心与乡镇服务站技术服务工作完成情况实施联动考核。

检查对象:查阅区县考核文件及结果,了解中心站服务人员考核情况。

(五)人才培养

1.了解有无全区县人才培养统一规划、机构培训计划和内部管理制度。

检查对象:查阅文件。

2.了解是否定期选派人员参加市级及以上进修培训,在岗技术服务人员每年累计不少于 25 学分(80 学时)。

标准:市级专业技术人员继续教育管理条例。

检查对象:核实人员登记表,查阅机构全年人员培训计划和统计表,抽查继续教育登记证明或培训证书核实情况。

重点记录:全年参培进修人次和培训、进修内容。

3.接收乡镇服务站人员来中心学习进修,每年对乡镇人员开展 2 次集中培训。

检查对象:查阅年度工作计划、培训通知、培训进修情况登记表或培训工作记录表、培训资料/教材。

重点了解:乡镇站人员参加的培训进修内容。

(六)质量控制

1.完善计划生育基本技术服务质量管理和孕优质量控制各项制度(见记录表)。

2.区县中心要成立质控小组,有制度、有专人负责且有工作记录。

检查对象:查阅文件,核实是否建立质控小组、有无专人负责、是否建立科室工作制度、孕优风险评估讨论制度、孕优档案质量自查制度(见记录表)。

3.手术室布局与消毒隔离(见记录表)。

标准:《计划生育技术服务质量管理规范》。

检查对象:手术室分道分区、无菌物品柜摆放、无菌手术包、消毒供应室分道分区、医疗废物处理。

(1)手术室评估内容:手术室应设有准备间、更衣间、缓冲间、洗手间 4 个功能明确的房间或区域(有条件的可单设污物间);手术室和相应的房间分别设定为无菌区、清洁区、污染区 3 个不同的区域,并有明显的标记;将进入手术室的路线分别设立医护人员通道、受术者通道和污物通道。

手术室督导内容:手术室的位置应选择采光和通风良好,远离厕所性畜圈、禽类圈、粉尘、噪声、强光、街道、公路及人员流动较多的地方,相通的房间要安装双弹簧活动门或电动门,窗户应安装带有纱窗的双层毛玻璃,建筑材料隔音、防火、防湿、墙面、天花板、地面应光滑、耐腐蚀、易清洁,呈浅色,地面应防滑,墙内角呈圆形以防止结网或集尘,应有取暖、降温设备和急救药品、设备。手术室洗手间应安装非手动龙头,水龙头与洗手面的距离应有40 cm。

(2)消毒供应室评估内容:应分为污染区、清洁区、无菌区和工作人员更衣室。消毒供应室的物品进、出实行污、洁分道,单向通行,禁止逆行。

消毒供应室督导内容:消毒供应室应通风采光好,周围无污染源;墙壁及天花板应无裂隙、不落尘,易于清洗和消毒;地面光滑,有排水道。应有物品的接收、洗涤、晾晒、敷料制作、消毒灭菌、无菌存储、发放登记处。使用后的医疗物品按照接收—无害化处理—粗洗—精洗—打包—高压消毒—无菌物品储存室—发放窗口的路径和流程运行。

(3)医疗废物处理评估和督导内容

①手术废弃物品须置黄色或有明显标识的塑料袋内,封闭运送,无害化处理。医疗废物包装袋(医用垃圾——黄色袋,生活垃圾——黑色袋)与容器符合国家规定,外标识明确。

②做好诊室、妇科治疗室的感染控制。室内布局合理,清洁区、污染区标志清楚,严格使用一次性消毒物品,保证一人一器一垫,定期更换室内消毒物品,每日用消毒液擦拭室内物品,湿式拖把拖地,每周进行一次紫外线消毒。

③医疗废物储存设施、设备应当定期清洁和消毒。

④医疗废物按规定分类收集,损伤性废物收集使用利器盒,处理规范无外露,盛装3/4及时有效封口并更换。院内运送的方法、时间和路径合理。

⑤医疗废物交接登记内容完善,登记资料齐全。

⑥医疗废物暂时存储设施及设备符合国家要求:a.选址远离食品加工区、医疗区、人员活动区,与生活垃圾分开,设备自通道;b.存储处应上锁,专人管理并有警示标识;c.存储设施、设备应密闭,墙面、地面平整,防渗漏;可开启窗应安装铁栅栏和纱窗,并配备冲洗设施。暂时存储时间小于48 h。

⑦运送工具、储存地点的清洁和消毒应作好记录(消毒时间、消毒液名称、用量及消毒员签名)

4.孕优检验室质控水平(参考重庆医科大学评估结果)。

5.区县中心孕优检查表册统一齐全、记录规范完整,中心服务站使用全市统一的技术文书,技术文书书写真实、规范、完整(见记录表)。

标准:计划生育技术服务质量管理规范、国家免费孕前优生健康检查项目工作技术服务规范(试行)。

检查对象:实地核查文书种类是否齐全。

　　从事孕前优生健康检查的服务机构应建立"优生健康教育活动登记本""孕前优生健康检查登记本""高风险人群评估及咨询指导记录本""孕前优生健康检查转诊登记本""早孕随访登记本""妊娠结局随访记录本"等原始本册,并根据记录,及时总结经验,查找问题。

　　6.建立技术文书档案保管制度,有专(兼)人员管理。

　　标准:计划生育技术服务质量管理规范

　　(1)建立健全技术服务资料档案管理制度,落实资料档案管理人员,明确资料档案管理岗位职责,对资料档案的形成、保管、使用进行有效的控制。

　　(2)档案室管理人员应对住站医疗文书、手术记录等重要记录进行定期检查和核对。建立并执行档案保密及借阅制度,住站医疗文书资料的借阅、复印或复制应严格手续,控制范围,保存必要的申请、法定证明和有效身份证明。

　　(3)定期对档案进行鉴定,对保存期限已满的档案报请上级批准后进行销毁,对档案保管不善造成毁坏和丢失,应按规定追究有关人员责任。

　　(4)《孕前优生健康检查技术服务记录册》《孕前优生健康检查结果及评估建议告知书》是提供孕前优生健康检查服务过程的原始记录,应逐项完整认真填写,妥善保存,并注意保护个人隐私。《免费孕前优生健康检查知情同意书》《孕前优生健康检查技术服务记录册》《孕前优生健康检查结果及评估建议告知书》、早孕随访记录表、妊娠结局记录表、出生缺陷儿登记表等应至少保存15年。

　　检查对象:区县中心、中心服务站档案室(档案柜),有专(兼)管理人员,资料保存完好,重点检查孕前优生健康检查档案的管理。

三、落实公共服务职能

(一)计划生育基本技术服务

　　1.避孕节育。

　　(1)能开展计划生育技术指导、咨询以及与计划生育有关医疗服务

　　标准:《计划生育技术服务管理条例》,依据机构设置条件和行政审批的计划生育技术服务执业许可项目(见记录表)。

　　检查对象:询问机构负责人了解机构开展计生手术术种和手术总人次以及其他医疗服务内容,查看技术服务文书核实。

　　(2)依据《常用计划生育技术常规》,严格技术操作规程;及时开展术后及日常随访服务,完整填写各项技术文书。

　　检查对象:随机抽查技术服务文书5份(安环术,人流术3份和引产术2份),

核查:a. 术前检查;b. 诊断;c. 手术记录;d. 术后注意事项;e. 随访记录。

(3)群众享有计划生育基本技术服务

检查对象:随机抽取 3 名服务对象,电话了解免费情况和随访情况。

2. 避孕药具畅通服务。

(1)完善阵地建设,有药具展示柜(室),规范发放避孕药具,无过期药具。检查对象:药具展示柜(室)

(2)了解是否建立首次筛查登记制度和避孕药具不良反应监测和报告制度。

(3)做好避孕药具发放登记,及时报送信息。

检查对象:现场查阅"避孕药具发放随访登记册",核实药具发放的"a. 姓名;b. 单位;c. 品名;d. 规格/单位;e. 发放日期和数量;f. 效果"等是否记录完整。

3. 人流后计划生育服务。

了解是否规范提供人工流产后的计划生育服务。

标准:人工流产后计划生育服务规范。

检查对象:实地核实有无服务记录(咨询记录、随访记录),随机询问 3 位服务人员是否熟悉人工流产后避孕方法选择咨询要点:a. 有效性或作用机理;b. 特点或优点或缺点;c. 副反应和并发症;d. 避孕方法正确使用;e. 预防性传播疾病;f. 回访时间和内容及方法。

(二)生殖健康

1. 多种形式开展健康教育,有档案记录。

标准:每年举办公众宣传咨询活动不少于 2 次、专题讲座不少于 4 次。

检查对象:服务机构生殖健康公众宣传咨询活动记录(包括文字、照片、影视文件等)、生殖健康专题讲座记录(包括培训人员登记表、培训教材、讲义、PPT 等)。

2. 为辖区在家服务对象每年至少提供 1 次免费生殖健康检查;规范实施各项检查,及时随访重点人群,对检查出的病人进行治疗或及时转诊。

标准:生殖健康检查服务规范(生殖健康检查服务内容、对象、形式/方法及要求)

检查对象:询问机构负责人了解检查次数、总人次,查看检查记录和统计报表。

3. 完整记录检查表。

标准:生殖健康检查服务规范(生殖健康普查建档率 100%)。

检查对象:现场查看检查记录表、结果告知单、随访记录。

(三)青春健康

1. 制订青春健康教育项目年度工作计划,制作青春健康教育宣传栏;举办公众宣传咨询活动、青春健康专题讲座,按时上报年度总结及相关资料。

标准:有工作计划,每季度制作 1 期青春健康教育宣传栏;每年举办公众宣传咨询活动不少于 2 次、青春健康专题讲座不少于 4 次。

检查对象:询问机构负责人,了解全年活动次数,查阅活动照片;了解专题讲座次数和人次,核查宣传教育记录表、咨询指导记录表记录内容。

2. 了解中心服务站是否选派人员参加青春健康教育专题培训情况。

检查对象:培训通知和培训记录、证书。

四、免费孕前优生健康检查项目

(一)工作保障到位

1. 孕优项目专项资金落实情况。

查阅 2012 年 1—11 月财政"预算拨款凭证"(收款通知),凭证上有"免费孕前优生健康检查"字样,对拨款时间和金额进行核对。没有的财政划拨凭证的此项不填。

2. 出台有利于推进项目工作的措施文件。

查阅区县政府或者财政的文件,文件中是否有解决推进项目工作的人员、经费的内容,是否将免费孕前优生项目纳入目标责任制考核,有就将文件号填写在表格里,并带回文件或复印件。没有就不填。

(二)人员配备

免费孕前优生项目配备的检验人员、妇产科医师、男科医师、妇科医师、B 超医师,查阅编制部门的文件、聘用合同、专业技术职称、执业资格证,核实人员登记表与相关证件。

(三)设备与试剂

1. 查看每一检查项目的设备,按设备上的标识填写在表格里。

2. 检查孕优检验所需试剂的发票、送货单和生产批号,核对所填项目是否正确。

(四)保障项目质量

1. 室内质控、室间质评、设备校验由重医一院的检验人员检查。

2. 检验质量由重医一院的检验人员通过现场比对方式检查。

3. 家庭档案、电子档案抽检以市人口计生研究院平时抽查成绩为准。

五、孕前优生健康检查项目外包服务的区县评估说明

1. 检验项目外包的,检查承担检验服务单位的检验质量、室内质控、质量体系建设情况,在家庭档案中查找孕优项目检验的具体人员,再到检验承担机构核实人员身份后实施。

2. 孕优项目外包的,检验室建设、检验和风险评估人员配备等检查计划生育技术服务机构。

3. 孕优项目外包的,应检查孕优项目服务外包合同,合同是否对孕前优生项目个体信息、群体数据和生物标本安全作具体规定。

计划生育技术服务机构评估标准（2012 年版）

一、区县中心评估标准

评估项目		分值	评估内容及要求	评估依据
标准化规范建设32分	机构环境	2	1. 业务用房面积达标 2. 机构外观颜色、标志、标牌，名称统一、规范 3. 有户外宣传栏 4. 站内整洁卫生，温馨和谐，科普宣传氛围浓厚 5. 阳光公示统一、规范，有意见箱并定期开箱 6. 人员着装，被服标准统一	1. 国家人口计生委《计划生育服务站机构形象规范手册》 2. 重庆市人口计生委《关于深入开展阳光计生行动的实施意见》(渝人口发〔2011〕20号) 3. 重庆市人口计生委《重庆市人口和计划生育服务机构基本设置标准》(渝人口发〔2011〕28号)
	站内布局	8	1. 合理设置宣传科室、服务科室、手术科室、行政科室 2. 服务科室严格按《农村计划生育服务机构基础设施建设标准》布局 3. 服务科室、手术科室符合《计划生育技术服务质量管理规范》要求 4. 检验室面积不少于60平方米；按功能设置分区，功能区之间有隔离，有标志；设置消毒设备、安全防护设施，安装空调系统 5. 尊重服务对象，注重隐私保护，检查室、治疗室有屏风或遮光布	1. 建设部、国家发改委《农村计划生育服务机构基础设施建设标准》 2. 国家人口计生委《农村基层计划生育服务机构标准化建设指南》 3. 重庆市人口计生委《重庆市人口和计划生育服务机构基本设置标准》(渝人口发〔2011〕28号) 4. 国家人口计生委《计划生育技术服务质量管理规范》 5. 重庆市人口计生委《重庆市免费孕前优生健康检查项目工作技术服务规范（试行）》(渝人口发〔2011〕59号)
	人员配备	8	1. 人员配置主城区15人以上，其余区县25人以上；技术服务人员(医生、护士、医技等)比例不低于85%；在编人员在岗达100% 2. 专业技术高级、中级、初级岗位之间结构比例评估原则上为1:4:5 3. 配齐开展孕优检查的临床、检验、风险评估技术服务人员	

标准化规范化建设32分	设备配置	9	1. 配齐宣传教育、辅助检查检验、手术及临床、行政管理等设备 2. 配齐优生优育检查所需的相关设备 3. 抢救设施设备齐全。各种仪器、设备均系合格产品，能正常使用，并发挥作用	
	依法执业	5	1. 有计划生育技术服务机构执业许可证和医疗机构执业许可证，并按核准的服务项目执业 2. 在岗技术服务人员全部取得执业资格或计划生育技术服务人员合格证，并按核准的服务项目执业	1.《计划生育技术服务管理条例》 2. 国家人口计生委《计划生育技术服务管理条例实施细则》《计划生育技术服务机构管理办法》《计划生育技术服务基本项目评审标准》
精细化管理33分	保障落实	5	1. 机构为公益事业单位，落实人员基本工资及绩效工资 2. 机构发展建设、培训、技术装备、免费服务、工作项目经费纳入政府公共财政预算，及时足额到位 3. 按四项职能任务要求，建立设备更新制度并及时更新	
	工作量化	2	实行定员、定岗、定责；按岗位人员执（职）业资质，围绕四项职能任务，建立每岗位工作人员的每月可计算的服务量及效果考核标准	重庆市人口计生委《关于加强服务体系公共服务职能建设的意见》（渝人口发〔2011〕13号）
	绩效考核	2	建立并实施内部管理工作制度，服务人员绩效考核制度	
	联动机制	3	1. 成立指导科并制订工作职责，有专（兼）职指导人员，落实对乡镇服务站的指导 2. 实施区县中心与中心站和普通站联动考核	

续表

评估项目		分值	评估内容及要求	评估依据
精细化管理33分	信息管理	2	1. 统一配置计算机,能上网 2. 有专(兼)职信息专管员 3. 使用统一的科技服务信息系统并及时更新各类服务信息	·重庆市人口计生委《关于加强服务体系公共服务职能建设的意见》(渝人口发[2011]13号)
	质量控制	15	1. 实行首诊医师负责及三级医师负责制 2. 完善计划生育基本技术服务质量管理和孕优质量控制各项制度 3. 成立质控小组,落实专人负责,有质检记录 4. 手术室消毒隔离、感染控制管理,一次性使用无菌医疗用品管理,医疗废物处理等制度得到落实,严格符合国家技术管理 5. 孕优检验所需的试剂、耗材符合国家规定,有批准文号 6. 定期开展仪器校准维护并记录评,建立室内质量控制程序文件并开展室内质控和室间质评,建立所有检测项目的SOP文件,编写规范式记录 7. 有生物安全管理制度及安全操作规程,技术文书、采样、存储、转运符合规范要求 8. 使用全市统一的技术文书,技术文书书写真实、规范、完整;孕优检查登记表册齐全,记录规范完整 9. 建立技术文书档案保管制度,有专(兼)人员管理	1. 国家人口计生委《计划生育技术服务质量管理规范》 2. 重庆市人口计生委《关于印发免费孕前优生健康检查项目工作技术服务规范(试行)的通知》(渝人口发[2011]59号)
	人才培养	4	1. 制订并落实人才培养规划,建立分级分类岗位培训制度,定期进修制度和继续教育管理制度 2. 定期选派人员参加市级及以上进修培训,在岗技术服务人员每年累计不少于25学分(80学时) 3. 接收乡镇服务站人员来中心学习进修,每年对乡镇人员开展2次集中培训	1. 国家人口计生委《人口和计划生育系统专业技术人员继续教育暂行规定》 2. 重庆市人民政府《重庆市专业技术人员继续教育条例》实施办法》(渝府发[2006]17号)

		计划生育基本技术服务： 1. 能开展计划生育技术指导、咨询以及与计划生育有关的医疗服务（放置取出宫内节育器、皮下埋植、人工流产术、引产术、输（卵）精管结扎术和输（卵）精管吻合术、计划生育手术并发症和避孕药具不良反应诊治） 2. 依据《常用计划生育技术常规》，严格技术操作规程；及时开展术后及日常随访服务 3. 完整填写各项技术文书 4. 落实辖区群众免费享有计划生育基本技术服务	1.《计划生育技术服务管理条例》 2.《常用计划生育技术常规》 3. 重庆市人口计生委、市财政局、市卫生局、市物价局《关于落实向农村实行计划生育服务的通知》（渝计生委〔2002〕42号） 4. 重庆市人口计生委《关于对计划生育基本技术服务项目经费给予补助的通知》（渝人口计生委发〔2009〕49号）
落实公共服务职能35分	避孕节育	5	避孕药具畅通服务： 1. 完善阵地建设，有药具展示柜（室），规范发放避孕药具，无过期药具，无免费产品进入市场销售 2. 建立首次筛查登记制度；规范开展避孕药具使用后的随访服务；建立避孕药具不良反应监测和报告制度 3. 做好避孕药具发放登记，及时报送信息	
		5	人工流产后计划生育服务： 1. 能规范提供人工流产后的计划生育服务，完整填写咨询和随访记录 2. 服务人员熟悉人工流产后避孕方法选择常规 3. 人工流产1年以内无再次人工流产发生	重庆市人口计生委《关于印发重庆市人口计生基本公共服务规范（2012年版）的通知》（渝人口发〔2012〕8号）

评估项目		分值	评估内容及要求	评估依据
落实公共服务职能35分	生殖健康	5	1. 多种形式开展健康教育，每年举办公众宣传咨询活动不少于 2 次、专题讲座不少于 4 次，有档案记录 2. 为辖区在家服务对象每年至少提供 1 次生殖健康检查；规范实施各项检查，及时随访重点人群 3. 对检查出的病人进行治疗或及时转诊 4. 完整记录检查表，建档率达 100%	重庆市人口计生委《关于印发重庆市人口计生基本公共服务规范（2012 年版）的通知》（渝人口发[2001]8 号）
	青春健康教育	5	1. 能规范开展青春健康教育及咨询指导工作，完整填写咨询记录和活动记录表，并建立文字、图片及影音档案 2. 制订青春健康教育项目年度工作计划；每季度制作 1 期青春健康教育宣传栏；每年举办公众宣传咨询活动不少于 2 次、青春健康专题讲座不少于 4 次，按时上报年度总结及相关资料 3. 选派人员参加青春健康师资培训，并获得重庆市青春健康教育培训师资证书	
	孕前优生健康检查	10	1. 宣传内容完整，科学准确，形式多样；宣传方式不少于 6 种 2. 家庭档案抽检合格率达到 90% 以上 3. 风险评估准确率达到 90% 以上 4. 参加室间质评，结果良好以上	重庆市人口计生委《重庆市免费孕前优生健康检查项目工作技术服务规范（试行）》（渝人口发[2011]59 号）

二、中心乡镇站评估标准

评估项目		分值	评估内容及要求	评估依据
标准化规范化建设32分	机构环境	2	1. 业务用房面积达标 2. 机构外观颜色、标志、标牌、名称统一、规范 3. 有户外宣传栏 4. 站内整洁卫生、温馨和谐、科普宣传氛围浓厚 5. 阳光公示统一、规范；有意见箱并定期开箱 6. 人员着装、被服标准统一	1. 国家人口计生委《计划生育服务站形象规范手册》 2. 重庆市人口计生委《关于深入开展阳光计生行动的实施意见》(渝人口发〔2011〕20号) 3. 重庆市人口计生委《重庆市人口和计划生育服务机构基本设置标准》(渝人口发〔2011〕28号)
	站内布局	8	1. 合理设置宣传科室、服务科室、手术科室、行政科室 2. 服务科室严格按《农村计划生育服务机构基础设施建设标准》布局 3. 服务科室、手术科室符合《计划生育技术服务质量管理规范》要求 4. 检验室布局规范，设置消毒设施、安全防护设备，安装空调系统 5. 尊重服务对象，注重隐私保护，检查室、治疗室有屏风或遮光帘	1. 建设部、国家发改委《农村计划生育服务机构基础设施建设标准》 2. 国家人口计生委《农村基层计划生育服务机构标准化建设指南》 3. 重庆市人口计生委《重庆市人口和计划生育服务机构基本设置标准》(渝人口发〔2011〕28号) 4. 国家人口计生委《计划生育技术服务质量管理规范》 5. 重庆市人口计生委《重庆市免费孕前优生健康检查项目工作技术服务规范(试行)》(渝人口发〔2011〕59号)
	人员配备	8	1. 人员配备4人以上；至少有1名临床执业医师；在编人员在岗率100% 2. 具备2名以上有执业资质的人员从事孕优工作，检验人员可由区县中心有资质人员兼职，接受孕优专项培训并考核合格 3. 新进人员，应当具有医学背景的大专及以上学历	

续表

评估项目		分值	评估内容及要求	评估依据
标准化规范化建设32分	设备配置	9	1. 配齐宣传教育、辅助检查检验、手术及临床、行政管理等设备 2. 配齐孕优检查所需的相关设备 3. 抢救设施设备齐全。各种仪器、器械、设备均系合格产品,能正常使用,并发挥作用	1.《计划生育技术服务管理条例》 2. 国家人口计生委《计划生育技术服务机构管理办法》《计划生育技术服务基本项目评审标准》
	依法执业	5	1. 有计划生育技术服务机构执业许可证,并按核准的服务项目执业 2. 在岗技术服务人员全部取得执业资格或计划生育技术服务人员合格证,并按核准的服务项目执业	
精细化管理33分	保障落实	5	1. 机构为公益事业单位,落实人员基本工资及绩效工资 2. 机构发展建设、培训、技术装备、免费服务、工作项目经费纳入政府公共财政预算,及时足额到位 3. 按四项职能任务要求,建立设备更新制度并及时更新	重庆市人口计生委《关于加强服务体系公共服务职能建设的意见》(渝人口发〔2011〕13号)
	工作量化	2	实行定员、定岗、定责;按岗位人员执(职)业资质,围绕四项职能任务,建立每位工作人员的每月可计算的服务量及效果考核标准	
	绩效考核	2	建立并实施内部管理工作制度,服务人员绩效考核制度	
	联动机制	3	1. 建立完善辐射和带动普通站的职责 2. 实施与区县中心或普通站考核	

			依据
信息管理	2	1. 统一配置计算机，能上网 2. 使用统一的科技服务信息系统并及时更新各类服务信息	
质量控制	15	1. 实行首诊医师负责制及上级医师负责制 2. 完善计划生育基本技术服务质量管理和孕优质量控制各项制度 3. 落实人员负责质控，有质量检查记录 4. 手术室消毒隔离，感染控制管理，一次性使用无菌医疗用品管理，医疗废物处理等制度得到落实，严格无菌技术管理 5. 孕优检验所需的试剂、耗材符合国家规定，有批准文号 6. 定期开展仪器校准维护并记录完整；建立室内质量控制程序文件并开展室内质控和室间质评，建立所有检测项目的SOP文件，编写规范式规范 7. 有生物安全管理制度及安全操作规程；采样、存储、转运符合规范要求 8. 使用全市统一的技术文书，技术文书书写真实、规范、完整；孕优检查表册统一齐全，记录规范完整 9. 建立技术文书档案保管制度，有专（兼）人员管理	1. 国家人口计生委《计划生育技术服务质量管理规范》 2. 重庆市人口计生委《关于印发免费孕前优生健康检查项目工作技术服务规范（试行）的通知》（渝人口发〔2011〕59号
人才培养	4	1. 制订并落实人才培养规划，建立分级分类岗位培训制度、定期进修制度和继续教育管理制度 2. 定期选派人员参加市级（区县级）进修培训，在岗技术服务人员每年累计不少于25学分（80学时） 3. 对村（社区）专干定期开展培训，每年不少于4次	1. 国家人口计生委《人口和计划生育系统专业技术人员继续教育规定》 2. 重庆市人民政府《重庆市专业技术人员继续教育条例》实施办法》（渝府发〔2006〕17号

精细化管理33分

续表

评估项目	分值	评估内容及要求	评估依据
落实公共服务职能35分 / 避孕节育	5	计划生育基本技术服务： 1. 能开展计划生育技术指导、咨询以及与计划生育有关的医疗服务（放置取出宫内节育器、皮下埋植、人工流产术，计划生育手术并发症和避孕药具不良反应诊治）；及时开展术后及日常随访服务 2. 依据《常用计划生育技术常规》，严格技术操作规程，完整填写各项技术文书 3. 落实辖区群众免费享有计划生育基本技术服务	1.《计划生育技术服务管理条例》 2.《常用计划生育技术常规》 3. 重庆市人口计生委、市财政局、市卫生局、市物价局《关于落实向农村实行计划生育服务的育龄夫妻免费提供避孕节育技术服务的通知》（渝计生委〔2002〕42号） 4. 重庆市人口计生委《关于对计划生育基本技术服务项目经费给予补助的通知》（渝人口计生委发〔2009〕49号）
	5	避孕药具畅通服务： 1. 完善阵地建设，有药具展示柜（室），规范发放避孕药具，无过期药具，无免费产品进入市场销售 2. 建立首次随查登记制度；规范开展避孕药具使用后的随访服务；建立避孕药具不良反应监测和报告制度 3. 做好避孕药具发放登记，及时报送信息	重庆市人口计生委《关于印发重庆市人口计生基本公共服务规范（2012年版）的通知》（渝人口发〔2012〕8号）
	5	人工流产后计划生育服务： 1. 能规范提供人工流产后的计划生育服务，完整填写咨询和随访记录 2. 服务人员熟悉人工流产后避孕方法选择常规 3. 人工流产1年以内无再行人工流产发生	

落实公共服务职能35分			内容	分值	标准
		生殖健康	5	1. 多种形式开展健康教育，每年举办公众宣传咨询活动不少于2次，专题讲座不少于4次，有档案记录 2. 为辖区在家服务对象每年至少提供1次生殖健康检查；规范实施各项检查，及时随访重点人群 3. 对检查出的病人进行治疗或及时转诊 4. 完整记录检查表，建档率达100%		
		青春健康教育	5	1. 能规范开展青春健康教育及咨询指导工作，完整填写咨询记录和活动记录表，并建立文字、图片及影音档案 2. 制订青春健康教育项目年度工作计划；每季度制作1期青春健康教育宣传栏；每年举办公众宣传咨询活动不少于2次，青春健康专题讲座不少于4次，按时上报年度总结及相关资料 3. 选派人员参加青春健康教育师资培训，并获得重庆市青春健康教育培训师资证书		
		孕前优生健康检查	10	1. 宣传内容完整，科学准确，形式多样；宣传方式不少于3种 2. 技术人员熟悉一般人群指导的基本原则 3. 规范开展随访服务，记录完整规范	重庆市人口计生委《重庆市免费孕前优生健康检查项目工作技术服务规范（试行）》（渝人口发〔2011〕59号）

三、普通乡镇站评估标准

评估项目		分值	评估内容及要求	评估依据
标准化规范化建设 32分	机构环境	2	1. 业务用房面积达标 2. 机构外观颜色、标志、标牌、名称统一、规范 3. 有户外宣传栏 4. 站内整洁卫生、温馨和谐、科普宣传氛围浓厚 5. 阳光公示统一、规范；有意见箱并定期开箱 6. 人员着装、被服标准统一	1. 国家人口计生委《计划生育服务站机构形象规范手册》 2. 重庆市人口计生委《关于深入开展阳光计生行动的实施意见》(渝人口发[2011]20号) 3. 重庆市人口计生委《重庆市人口和计划生育服务机构基本设置标准》(渝人口发[2011]28号)
	站内布局	8	1. 合理设置宣传科室、服务科室、行政科室 2. 服务科室严格按《农村计划生育服务机构基础设施建设标准》布局	1. 建设部、国家发改委《农村计划生育服务机构基础设施建设标准》 2. 国家人口计生委《农村基层计划生育服务机构标准化建设指南》 3. 重庆市人口计生委《重庆市人口和计划生育服务机构基本设置标准》(渝人口发[2011]28号) 4. 国家人口计生委《计划生育技术服务质量管理规范》 5. 重庆市人口计生委《重庆市免费孕前优生健康检查项目工作技术服务规范(试行)》(渝人口发[2011]59号)
	人员配备	8	1. 人员配备2～4人以上；在编人员在岗达100% 2. 新进人员，应当具有医学背景的大专及以上学历	
	设备配置	9	1. 配齐宣传教育、咨询指导、药具发放、随访服务、信息录入和行政管理等相关设备 2. 各种设备均系合格产品，正常使用、发挥作用	

标准化规范化建设32分	依法执业	5	1. 有计划生育技术服务机构执业证可证，并按核准的服务项目执业。 2. 在岗技术服务人员全部取得计划生育技术服务人员合格证，并按核准的服务项目执业	1.《计划生育技术服务管理条例》 2. 国家人口计生委《计划生育技术服务机构管理办法》《计划生育技术服务基本项目评审标准》
	保障落实	5	1. 机构为公益事业单位，落实人员基本工资及绩效工资 2. 机构发展建设，培训，技术装备，免费服务，工作项目经费纳入政府公共财政预算，及时足额到位 3. 按工作任务要求，建立设备更新制度并及时更新	
精细化管理33分	工作量化	2	实行定员，定岗，定责；按岗位人员执（职）业资质，围绕四项职能任务，建立每单位工作人员的每月可计算的服务量及效果考核标准	
	绩效考核	2	建立并实施内部管理工作制度，服务人员绩效考核制度	
	联动机制	3	1. 配合区县中心、中心站或医疗卫生机构落实计划生育基本技术服务 2. 定期接受上级服务机构的技术指导	重庆市人口计生委《关于加强服务体系公共服务职能建设的意见》（渝人口发〔2011〕13号）
	信息管理	2	1. 统一配置计算机，能上网 2. 使用统一科技服务信息系统并及时更新各类服务信息	

续表

评估项目		分值	评估内容及要求	评估依据
精细化管理33分	质量控制	15	1. 使用全市统一的技术文书,技术文书书写真实、规范、完整 2. 孕优随访记录规范完整 3. 建立技术文书档案保管制度,有专(兼)职人员管理	1. 国家人口计生委《计划生育技术服务质量管理规范》 重庆市人口计生委《关于印发免费孕前优生健康检查项目工作技术服务规范(试行)的通知》(渝人口发〔2011〕59号)
	人才培养	4	1. 制订并落实人才培养规划,建立分级分类岗位培训制度,定期进修制度和继续教育管理制度 2. 定期选派人员参加上级组织的进修培训,一年不少于2次 3. 对村(社区)专干定期开展培训,每年不少于4次	1. 国家人口计生委《人口和计划生育系统专业技术人员继续教育暂行规定》 2. 重庆市人民政府《<重庆市专业技术人员继续教育实施办法>实施办法》(渝府发〔2006〕17号)
落实公共服务职能35分	避孕节育	5	计划生育基本技术服务: 1. 能开展计划生育技术咨询 2. 组织落实辖区群众免费享有计划生育基本技术服务	1.《计划生育技术服务管理条例》 2. 重庆市人口计生委、市财政局、市卫生局、市物价局《关于落实向农村实行计划生育的育龄夫妻免费提供避孕节育技术服务的通知》(渝计生委〔2002〕42号) 3. 重庆市人口计生委《关于对计划生育基本技术服务项目经费给予补助的通知》(渝人口计生委发〔2009〕49号)

落实公共服务职能35分		分值	内容	依据
	生殖健康服务	5	避孕药具畅通服务： 1.完善阵地建设，有药具展示柜（室），规范发放避孕药具，无过期药具，无免费产品进入市场销售 2.建立首次筛查登记制度；规范开展避孕药具使用后的随访服务；建立避孕药具不良反应监测和报告制度 3.做好避孕药具发放登记，及时报送信息	重庆市人口计生委《关于印发重庆市人口计生基本公共服务规范（2012年版）的通知》（渝人口发〔2012〕8号）
		5	人工流产后计划生育服务： 服务人员熟悉人工流产后避孕方法选择常规	
		5	1.多种形式开展健康教育，每年举办公众宣传咨询活动不少于2次，专题讲座不少于4次，有档案记录 2.协助区县中心、中心站或医疗卫生机构为辖区在家服务对象每年至少提供1次生殖健康检查，及时随访重点人群 3.完整记录检查表，建档率达100%	
	青春健康教育	5	1.配合区县中心或中心站开展青春健教育，组织在校学生及家长积极参加青春健康教育活动 2.适时发放青春健康教育知识折页、健康手册等宣传资料	
	孕前优生健康检查	10	1.宣传内容完整，科学准确，形式多样；宣传方式不少于3种 2.技术人员熟悉一般人群指导的基本原则 3.规范开展随访服务，记录完整规范	重庆市人口计生委《重庆市免费孕前优生健康检查项目工作技术服务规范（试行）》（渝人口发〔2011〕59号）

计划生育技术服务机构建设现场评估方案
(2008 年版)

为切实做好全市人口和计划生育生殖健康中心(服务站)现场评估工作,进一步了解全市县、乡两级计划生育技术服务机构建设与执业现状,促进机构与人员依法服务和规范管理,提升服务能力,特制定本方案。

一、评估目的

通过对县、乡两级计划生育技术服务机构建设、执业、管理和效能现状的调查评估,把握全市技术服务体系能力建设进展情况和依法执业水平,及时发现基层面临的困难及问题,提出建议,促进相关措施的落实,确保"十一五"规划目标的实现。

二、评估框架及内容

以《重庆市人口和计划生育生殖健康服务机构分级设置标准》《农村计划生育服务机构基础设施建设标准》和《计划生育技术服务质量管理规范》为依据,对县、乡两级机构按以下框架内容进行评估。

标准分类	结构质量	过程质量	结果质量
	基础标准	工作标准	绩效标准
评估内容	技术服务平台标准化建设	功能定位 各类技术操作和服务项目的规范管理	服务人次 服务质量 人际质量
评估指标	基本设置指标 人员配置指标	功能任务指标 机构管理指标	服务效能指标 创新指标
服务水平	能服务	会服务	服务好

三、评估方法

根据上述框架内容,设置评估指标和标准。采用评估表,现场收集相关数据。

四、评估步骤

(一)准备

由市人口计生研究院指导所负责设计指标及标准,拟定评估方案。

(二)现场评估

市人口计生委"两证"办公室组织相关人员,负责全市 40 个县级机构现场评估。每县抽查 1~2 个乡级服务站,进行现场评估。

区县人口计生委负责所在地区全部乡级机构的现场评估。

(三)总结上报

1.市人口计生委"两证"办公室依据现场评估表,组织人员数据录入,计算出区县级计划生育技术服务机构建设达标和规范化管理达标情况,报市人口计生委科技处。

2.各区县人口计生委按评估标准,组织人员现场评估,认真收集、填写相关数据,计算出各区县乡级计划生育技术服务机构建设达标和规范化管理达标情况。将评估结果直接报市人口计生委科技处,并将原始评估表报送市人口计生委"两证"办公室备查。

五、评估时间及组织实施

本次评估结果将作为全市"两证"校验依据,各地要切实加强领导,统筹安排,把自评与上级现场评估相结合,认真填报相关内容,按时上报原始结果。

9 月中旬,市、县两级分别组织相关人员开展现场评估,对自评情况进行核实。

10 月 20 日前,各区县将乡级机构现场评估结果及原始评估表报市人口计生委"两证"办公室汇总。

11 月 30 日前,市人口计生委"两证"办公室拟定评估报告,上报市人口计生委科技处。

计划生育技术服务机构建设
区县中心综合评估标准

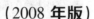

（2008 年版）

说　明

一、《计划生育技术服务机构建设综合评估标准（区县中心）》（以下简称《标准》）满分 1 000 分。

二、《标准》分为六个部分：第一部分基本设置，第二部分人员配置，第三部分功能任务，第四部分机构管理，第五部分服务效能，第六部分机构创新。

三、《标准》依据国家人口计生委制定的《计划生育技术服务管理条例》《计划生育技术服务质量管理规范》《农村计划生育技术服务机构基础设施建设标准》《计划生育服务站机构形象规范手册》以及重庆市人口计生委制定的《重庆市人口和计划生育技术服务体系规范化建设、精细化管理、人性化服务、正规化培训和集约化经营标准》，重点突出基本设置、人员配置、服务效能三部分内容。

区县级计划生育技术服务机构建设综合评估标准

评估项目	评估标准	分值	评估要点及方法	得分	备注
基本设置300分	机构形象:100分　机构形象应符合国家人口计生委制定的《计划生育服务站机构形象规范手册》和《农村计划生育服务机构基础设施建设标准》	15	实地查看建筑外观,包括建筑颜色、标志、机构标牌,机构名称及字体,户外导示等,缺1项扣3分,不符合国家形象规范扣1分		
		15	实地查看室内色彩,服务大厅形象墙、公示牌、科室标牌,宣传图示等,缺1项扣3分,不符合国家形象规范扣1分		
		18	实地查看整体布局,包括宣传教育用房,咨询用房,技术服务用房,药具管理用房,辅助用房等五个区域。功能区域缺失或划分不明确,缺1功能区扣3分,整体布局和服务流程不合理,酌情扣1~3分		
		10	实地查看被服。技术服务人员着装,住站服务不统一扣3分;未按国家规范着装扣2分。窗帘、隔离帘不统一扣1分,不符合国家规范扣1分;被套、床单、枕套等不统一扣1分,不符合国家规范扣1分		
		12	查阅资料和实地查看建筑面积。建筑面积未达标或超标扣2分,各功能区域使用面积分配未达标各扣2分		
		30	实地查看功能用房。缺1间用1分,扣完为止		

续表

评估项目	评估标准	分值	评估要点及方法	得分	备注
基本设置 300分	仪器设备及工作用房装备：200分 机构应具备下列设备：视听电教设备、检测设备、流动服务设备、手术及其他设备、电子信息设备、药具及其他工作用房按要求装备相应设施设备，所有设备均能正常使用	100	实地查看基本设备情况，少一件设备扣1分；未使用扣1分；检测设备、手术及临床相关设备无使用与维护记录扣1分；扣完为止		
		100	实地查看咨询/宣教室、接诊室、治疗室、妇科检查室、妇科治疗室、手术室、消毒室等供应室设置及基本装备情况，未达标准酌情扣分，扣完为止		
人员配置与管理 100分	人员数量（25分） 按重庆市"设置标准"配备人力资源，满足工作需要。一般区县中心25人以上、主城区中心15人以上。其中，专业技术人员须占机构职工总数的85%以上	25	在岗人员总数少1人扣1分，扣完为止。专业技术服务人员比例少1%扣2分，扣完为止		
	人员结构（35分） 专业技术服务人员10%达到大学本科以上学历，60%达到大学专科以上学历；高、中、初级职称人数比例1:3:5，区县中心须配置专职B超人员、检验人员和药剂人员	35	学历比例未达标扣1~2分；高级职称比例未达标扣1~3分，中级职称比例未达标扣1~5分、初级职称比例未达标扣1~7分。无专职B超人员、检验人员、药剂人员各扣5分		

一级指标	二级指标	分值	评分标准
人员配置与管理 100分	依法执业资格（18分） 从事计划生育技术服务所有人员应当持有合格证。其中，从事手术、护理、影像、检验、麻醉、药剂等人员应具备相应的临床医学执业资格	18	发现1名技术服务人员未持合格证扣3分，发现1名技术服务人员从事与执业资格和专业技术职称不相符的技术项目扣3分，扣完为止
	人力资源与岗位管理（12分） 建立岗位责任书，年度目标考核和约束与激励制度。不得聘用不具备专业技术任职资格的人员到相关技术服务岗位从事技术服务工作	12	查阅资料文件，缺一制度扣5分，近3年新聘用技术服务人员不具备专业技术任职资格者，发现1人扣5分，扣完为止
人员配置与管理 100分	继教管理（10分） 制订人员培训中长期规划和阶段计划，实施继续教育培训制度。采取考核、考试、考评及学习证书等效果评价，保存培训的相应记录和证书；本机构外出进修人次1~2人/年，外出培训人次3~5人/年，每位专业技术服务人员每年继续教学习时间累计不少于80学时	10	现场查看资料，无培训计划和培训效果评价扣4分；抽查2~3名技术服务人员未完成继教档案，发现1人扣2分。每年无外出进修1~2人扣5分

续表

评估项目	评估标准	分值	评估要点及方法	得分	备注
功能任务 100分	宣传教育（25分） 1. 定期对所辖地区群众开展计划生育、生殖健康和家庭保健专题教育活动，建立教育档案（有人负责、年度计划、日程安排、活动图片与文字记录、宣传资料与讲座教材、经费保障等）	15	查阅档案。未开展扣5分，不完善酌情扣分		
	2. 定期开展主题日宣传活动 3. 设置宣传栏，宣教室或室口学校，定期提供文字宣传资料及视听资料	10	实地查看设施，无扣5分，不完善的情扣分		
	技术服务（25分） 根据机构设置的类别和执业许可审批项目，必须开展与其功能任务相应的技术服务项目，确保技术安全，满足群众需求	25	查阅技术服务档案，少开展一项技术扣5分，超范围服务酌情扣分		
	人员培训（15分） 1. 建立技术指导科或指定人员承担所辖地区计划生育技术指导，承担乡级技术服务人员和社区、村计生专干业务培训。定期开展机构内部业务学习	5	实地查看人员配置情况，无扣5分，不完善酌情扣分		
	2. 建立技术指导与业务培训档案（包括有人负责、年度计划、下乡指导工作日程和培训日程安排、培训资料、指导/培训活动图片、考核成绩、工作总结）	10	查阅技术指导档案，无扣5分，缺1项扣1分，扣完为止		

| 功能任务 100分 | 药具发放（15分）
1. 设置药具展示柜，建立健全药具首诊使用指导规范，使用统一的避孕药具使用筛选标准表，使用对象选购记录表和使用随访记录表
2. 药具种类齐全（按国家采购目录），药具库存量充足，无过期或变质药具
3. 建立避孕药具监测报告制度，建立避孕药具不良反应监测资料档案（有人负责，有表格，有工作流程，有分析报告，有网上监测报告记录） | 15 | 实地查看设施、岗位设置及资料，缺1项扣3分，不完善酌情扣分 |
| | 信息咨询（20分）
1. 采用 PIS 系统进行信息引导服务，至少有一人会操作
2. 设有公平咨询电话，建立接听工作规范，对所辖地区群众提供计划生育、生殖健康和家庭保健以及人口政策信息咨询，有咨询记录，书写规范、完整
3. 设置咨询室，有专人负责开展面对面（一对一）的避孕药具知情选择、生殖健康和家庭保健等咨询。有咨询记录，书写规范、完整 | 20 | 实地查看设置设备，缺1项扣5分，不完善酌情扣分 |

续表

评估项目	评估标准	分值	评估要点及方法	得分	备注
机构管理200分	依法管理(10分) 严格执行相关法律、法规和规章。重点是《计划生育技术服务管理条例》《常用计划生育技术常规》《计划生育技术规范》《医院感染管理规范》《消毒技术规范》《医疗废物管理办法》《消毒用毒性药品管理条例》《病历书写基本规范》和《药事管理暂行规定》10个	4	现场抽查各机构管理人员是否了解相关管理法律、法规及规章,酌情扣分		
		6	查阅机构计划生育技术服务机构执业许可证或其他执业许可证、人员合格证。查阅相关制度,不齐全酌情扣分		
	器械设备管理(5分) 建立设备采购、管理、使用、维护、校准和更新档案。20万元以上设备专人管理,实施培训合格上岗制度	1	查阅相关制度,不完善酌情扣分		
		2	查阅设备档案,不齐全(如无说明书、维护记录等),酌情扣分		
		2	特殊设备或精密仪器无专人管理和上岗操作培训无记录,分别扣1分		
	药品药具管理(10分) 建立健全药品和避孕药具管理制度。按需求编制药品采购计划,采购方式符合国家相关规定。建立健全药品库房管理制度。特殊药品实施合格专人负责、专用账册登记和专柜储存,实行双人双锁管理	10	现场查看药柜、库房及特殊药品,内外药不分,标识不清,定期盘存记录,进出无台账记录,有过期失效药品,特殊药品使用违规,与其他物品混放等,发现1项,扣2分,扣完为止		

		分值	评估方法
机构管理200分	服务过程管理（120分）严格执行《计划生育技术服务质量管理规范》，建立各项制度。落实各节育避孕措施知情同意制度，执行首诊医师负责制和24小时负责制，按程序住站管理。严格执行《常用计划生育技术常规》和临床操作规范以及无菌技术管理	12	查阅门诊、手术登记文书（各种手术）、质量控制登记本、自查表、特殊病例登记随访本、病例讨论本、统计报表等，不齐全的情酌扣分
		4	抽查人员"技术常规知识要点"或观察人员技术操作，缺失酌扣分
		4	抽查人员有关高危手术处理措施，并发症处理措施，抢救程序和抢救预案要点，缺失酌情扣分
		100	现场查看或询问手术室、诊室、检查室、检验室和消毒供应室等质量管理情况，缺失酌情扣分
机构管理200分	文书档案管理（50分）严格执行《病历书写基本规范》和《计划生育技术服务医疗文书书写式样》，建立档案室，落实管理人员及岗位职责	50	实地查看档案室，查阅工作记录，无或不完善，酌情扣分。随机抽查10份立卷档案，不规范酌情扣分
	环境安全管理（5分）明确管理人员，在服务场所和办公场所设置必须的信息，导向和警示标识，加强人员标识和服务状态标识管理。建立安全管理制度，做好预防事故，消防安全，计算机信息安全，服务场所公共秩序以及废物安全的管理	2	实地查看各类安全标识，无或不完善，酌情扣分
		2	查看便民措施，无或不完善，酌情扣分
		1	实地查看消防设施，计算机室和废物处理设施，无或不完善，酌情扣分

续表

评估项目	评估标准	分值	评估要点及方法	得分	备注
服务数量180分	服务机构应当按设置类别和功能任务的要求，积极主动开展所辖地区内的计划生育/生殖健康技术服务，满足群众年需求与政府要求。根据年报表，计算90%可信区间，按低、中、高给分。	25	群众宣传教育率＝年计划生育宣传教育人次/辖区内常住人口总数		
		25	年计划生育电话咨询、入户咨询和进站咨询人次（除外术后随访咨询）		
		10	药具使用率＝年药具发放人次/辖区内应使用药具人数		
		5	药具使用随访人次和不良反应监测报告与处理人次		
		30	年计划生育手术人次		
		25	年计划生育手术后随访率＝年计划生育手术的随访人次/应随访人次		
		5	孕环情监测率＝年查环查孕人次/辖区内当年应检查人次		
		15	妇科普查率＝年妇科病普查人数/辖区内当年应检查人数		
		15	年出生缺陷干预率＝新婚、待孕优生优育指导人数/辖区内当年应指导人数		
		10	年参与病残儿鉴定人数		
		15	年技术培训指导人次		

服务效果 70分	1. 群众满意度	10	对来机构接受服务的10名群众进行问卷调查,了解群众对服务态度、机构环境设施、技术知情选择的满意程度。低于80%,不得分
	2. 技术服务人员满意度	10	对机构10名工作人员进行问卷调查,了解他们对工作内容、环境和收入的满意程度。低于80%,不得分
	3. 年计划生育手术并发症人次	20	查年报表,按机构年手术总量计算,并发症发生率应小于1‰。超过不得分
	4. 年计划生育服务事故人次	30	查阅相关资料及抽查相关人员,发生事故不得分
创新项目 50分	1. 计划生育/生殖健康适宜新技术引入推广	20	查阅资料或实地查看技术操作,每年引入1项适宜新技术加10分,向下级机构或周边地区推广此项技术加10分
	2. 科研立项或参与市级科研项目	10	查阅项目计划任务书和协议书,有加10分
	3. 论文在国内有正规刊号的学术期刊上发表	10	查阅文章,在SCI上发表论文加4分;在CSCD核心库上发表论文加3分;在CSCD扩展库上发表论文加2分;在省级期刊上发表论文加1分
	4. 创新工作模式或服务方式受到被市人口计生委采用	10	查阅文件,工作模式或服务方式受到被市人口计生委采用加10分

计划生育技术服务机构建设
中心乡站综合评估标准

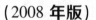

（2008 年版）

说　明

一、《计划生育技术服务机构建设综合评估标准（中心乡站）》（以下简称《标准》）满分 800 分。

二、《标准》分为五个部分：第一部分基本设置，第二部分人员配置，第三部分功能任务，第四部分机构管理，第五部分服务效能。

三、《标准》依据国家人口计生委制定的《计划生育技术服务管理条例》《计划生育技术服务质量管理规范》《农村计划生育技术服务机构基础设施建设标准》《计划生育服务站机构形象规范手册》以及重庆市人口计生委制定的《重庆市人口和计划生育技术服务体系规范化建设、精细化管理、人性化服务、正规化培训和集约化经营标准》，重点突出基本设置、人员配置、服务效能三部分内容。

中心乡镇计划生育技术服务机构建设综合评估标准

评估项目	评估标准	分值	评估要点及方法	得分	备注
基本设置 250分	机构形象：100分 机构形象应符合国家人口计生委制定的《计划生育服务站机构形象规范手册》和《农村计划生育服务机构基础设施建设标准》	15	实地查看建筑外观。包括建筑颜色、标志、机构牌、机构名称及字体、户外导示等，缺1项扣3分，不符合国家形象规范扣1分		
		15	实地查看室内色彩、服务大厅形象墙、公示牌、科室标牌、宣传图示等，缺1项扣3分，不符合国家形象规范扣1分		
		18	实地查看整体布局，包括宣传教育用房、咨询用房、技术服务用房、药具管理用房、辅助用房等五个区域，功能区域缺失，缺1功能区扣3分，整体布局和服务流程不合理，酌情扣1～3分		
		10	实地查看核服。技术服务人员着装不统一扣3分；未按国家规范着装扣2分；窗帘、隔离帘不统一扣1分，不符合国家规范扣1分；被套、床单、枕套等不统一扣1分，不符合国家规范扣1分		
		12	查阅资料和实地查看建筑面积。建筑面积未达标或超标扣2分，各功能区域使用面积分配未达标扣2分		
		30	实地查看功能用房。缺1间扣1分，扣完为止		

续表

评估项目	评估标准	分值	评估要点及方法	得分	备注
基本设置250分	仪器设备及工作用房装备:150分 机构应具备下列设备:视听电教设备、检测设备、流动服务设备、手术及临床相关设备、电子信息设备、药具及其他设备,并按工作用房要求装备相应设施设备,所有设备均能正常使用	70	实地查看基本设备情况,少一件扣1分;未使用相关设备,检测设备、手术及临床设备无使用与维护记录扣1分;扣完为止		
		80	实地查看咨询/宣教室、接诊室、治疗室、妇科检查室、妇科治疗室、检验室、手术室、消毒供应室等设置及基本装备情况,未达标准的情况酌情扣分,扣完为止		
人员配置与管理50分	人员数量(10分) 按重庆市"设置标准"配备人力资源,满足工作需要。中心乡站5人以上。其中,专业技术人员须占机构职工总数的80%以上	10	在岗人员总数少1人扣1分,扣完为止。专业技术服务人员比例少1%扣2分,扣完为止		
	人员结构(10分) 专业服务技术人员60%达到大学专科以上学历;至少有1名执业医师,有培训合格的B超人员和检验人员	10	学历比例未达标扣2分;无执业医师扣2分,无B超人员、检验人员各扣3分		

人员配置与管理 50分	依法执业资格（10分） 从事计划生育技术服务所有人员应当持有合格证。其中，从事手术、护理、影像、检验、药剂等人员应具备相应的临床医学执业资格	10	发现 1 名技术服务人员未持有合格证扣 3 分，扣完为止。发现 1 名技术服务人员从事与执业资格和专业技术职称不相符的技术项目扣 3 分，扣完为止
	人力资源与岗位管理（10分） 与上级部门建立岗位责任书，年度目标考核和约束与激励制度。不得使用不具备相应专业技术任职资格的人员到相关技术服务岗位从事技术服务工作	10	查阅资料文件，无制度扣 5 分，新使用技术服务人员不具备专业技术任职资格者，发现 1 人扣 5 分，扣完为止
	继教管理（10分） 实施继续教育培训制度，保存培训的相应记录和证书；近 3 年到上级机构进修人次 1～2 人，短期培训人次 3～5 人次/年，每位专业技术服务人员每年继教学习时间累计时不少于 80 学时	10	现场查看资料，无培训效果评价扣 1 分，抽查 2 名技术服务人员继教档案，未完成继教的，发现 1 人扣 2 分，人员未外出进修扣 5 分

续表

评估项目	评估标准	分值	评估要点及方法	得分	备注
功能任务100分	宣传教育(25分) 1. 定期对所辖地区群众开展计划生育、生殖健康和家庭保健专题教育活动,建立教育档案(有人负责,年度计划,经费保障,文字记录、宣传资料与讲座教材、活动图片等)	15	查阅档案。未开展扣5分,不完善酌情扣分		
	2. 定期开展主题日宣传活动 3. 设置宣传栏,宣教室或人口学校,定期提供文字宣传资料及视听资料	10	实地查看设施,无扣5分,不完善酌情扣分		
	技术服务(25分) 根据机构设置的类别和执业许可审批项目,必须开展与其功能任务相适应的技术服务项目,确保技术安全,满足群众需求	25	查阅技术服务档案,少开展一项技术扣5分,超范围服务酌情扣分		
	人员培训(15分) 1. 指定人员承担所辖地区计划生育技术指导,承担社区/村计生专干业务培训	5	实地查看人员配置情况,无扣5分,不完善酌情扣分		
	2. 建立技术指导与业务培训档案(包括有人负责,年度计划,下乡指导工作日程和培训日程安排,培训资料、指导/培训对象登记表,培训资料、指导图片,考核成绩、工作总结)	10	查阅技术指导档案,无扣5分,缺1项扣1分,扣完为止		

| 功能任务 100分 | 药具发放（15分）
1. 设置药具展示柜，建立健全药具首诊使用指导规范，使用统一的避孕药具使用指导规范，使用统一的避孕药具使用随访记录一
2. 药具种类齐全（按国家采购目录），药具库存量充足，无过期或变质药具
3. 建立避孕药具监测报告制度，建立避孕药具不良反应监测资料档案（有人负责，有表格，有工作流程，有分析报告，有网上监测报告记录） | 15 | 实地查看设施、岗位设置及资料，缺1项扣3分，不完善酌情扣分 |
| | 信息咨询（20分）
1. 采用PIS系统进行信息引导服务，至少有一人会操作
2. 设有公开咨询电话，建立接听工作规范，对所辖地区群众提供计划生育、生殖健康和家庭保健以及人口政策信息咨询，有咨询记录，书写规范，完整
3. 设置咨询室，有专人负责开展面对面（一对一）的避孕药具知情选择，生殖健康和家庭保健等咨询。有咨询记录，书写规范，完整 | 20 | 实地查看设置设备，缺1项扣5分，不完善酌情扣分 |

续表

评估项目	评估标准	分值	评估要点及方法	得分	备注
机构管理 200分	依法管理（10分） 严格执行相关法律、法规和规章。重点是《计划生育技术服务管理条例》《常用计划生育技术常规》《消毒技术服务临床技术操作规范》《医院感染管理办法》《医疗废物管理条例》《医疗用毒性药品管理办法》《处方管理办法》和《药事管理暂行规定》《病历书写基本规范》等10个	4	现场抽查机构管理人员是否了解相关管理法律、法规及规章，酌情扣分		
		6	查阅机构计划生育技术服务机构执业许可证或其他执业许可证。查阅人员合格证。人员不齐全酌情扣分		
	器械设备管理（5分） 建立设备采购、管理、使用、维护、校准和更新档案。特殊设备或精密仪器专人管理	1	查阅相关制度，不完善酌情扣分		
		2	查阅设备档案，不齐全（如无说明书、维护记录等），酌情扣分		
		2	特殊设备或精密仪器无专人管理和上岗操作培训无记录，分别扣1分		
	药品药具管理（10分） 建立健全药品和避孕药具管理制度。按需求编制药品采购计划，采购方式符合国家相关规定。建立健全药品库房管理制度	10	现场查看药柜、库房及特殊药品，内外药不分、标识不清，无定期盘存记录，进出无台账记录、有过期失效药品、特殊药品使用违规，与其他物品混放等，发现1项，扣2分为止		

机构管理 200分	服务过程管理(120分) 严格执行《计划生育技术服务质量管理规范》，建立各项制度。落实各项措施知情同意制度。执行首诊医师负责制和24小时避孕节育负责制。严格执行《常用计划生育技术常规》和临床操作规范以及无菌技术管理	12	查阅门诊、手术登记文书（各种手术），质量控制登记本、自查表、特殊病例登记随访本、病例讨论本、统计报表等，不齐全酌情扣分
		4	抽查人员"技术常规知识要点"或观察人员技术操作，缺失酌情扣分
		4	抽查人员有关高危手术处理措施，并发症处理程序和抢救预案要点，缺失酌情扣分
		100	现场查看或询问手术室、诊室、检查室，检验室和消毒供应室等质量管理情况，缺失酌情扣分
	文书档案管理(50分) 严格执行《病历书写基本规范》和《计划生育技术服务医疗文书书写式样》，建立档案室，落实管理人员及其岗位职责	50	实地查看档案室，查阅工作记录，无或不完善，酌情扣分。随机抽查10份立卷档案，不规范酌情扣分
	环境安全管理(5分) 明确管理人员，在服务场所和办公场所设置必须的信息、导向和警示标识，加强人员标识和服务状态标识管理。建立安全管理制度，做好预防事故、消防安全，服务场所公共秩序以及废物安全的管理。设置便民措施	2	实地查看各类安全标识，无或不完善，酌情扣分
		2	查看便民措施，无或不完善，酌情扣分
		1	实地查看消防设施，计算机室和废物处理设施，无或不完善，酌情扣分

续表

评估项目	评估标准	分值	评估要点及方法	得分	备注
服务数量 135分	服务机构应当按设置类别和功能任务的要求,积极主动开展所辖地区内的计划生育/生殖健康技术服务,满足群众需求与政府要求。根据年工作量报表,计算90%可信区间,按低、中、高给分	25	群众宣传教育率=年计划生育宣传教育人次/辖区内常住人口总数		
		25	年计划生育电话咨询、入户咨询和进站咨询人次(除外术后随访咨询)		
		10	药具使用率=年药具发放人次/辖区内应使用药具人数		
		5	年药具使用随访人次和不良反应监测报告与处理人次		
		10	年计划生育手术人次		
		10	年计划生育手术后随访率=年计划生育手术后的随访人次/应随访人次		
		15	孕环情监测率=年查环查孕人次/辖区内当年应检查人次		
		10	妇科普查率=年妇科病普查人数/辖区内当年应检查人数		
		15	年出生缺陷干预率=新婚、待孕优生优育指导人数/辖区内当年应指导人数		
		10	年技术培训指导人次		

		10	对来机构接受服务的 10 名群众进行问卷调查，了解群众对服务态度、机构环境设施、技术知情选择的满意程度。低于 80%，不得分
服务效果 65 分	1. 群众满意度		
	2. 技术服务人员满意度	10	对机构 10 名工作人员进行问卷调查，了解他们对工作内容、环境和收入的满意程度。低于 80%，不得分
	3. 年计划生育手术并发症人次	15	查年报表，按机构年手术总量计算，并发症率应小于 1‰。超过不得分
	4. 年计划生育服务事故人次	30	查阅相关资料及抽查相关人员，发生事故不得分

计划生育技术服务机构建设
普通乡站综合评估标准

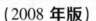

（2008 年版）

说　明

一、《计划生育技术服务机构建设综合评估标准（普通乡站）》（以下简称《标准》）普通一类站满分 700 分，普通二类站满分 500 分。

二、《标准》分为五个部分：第一部分基本设置，第二部分人员配置，第三部分功能任务，第四部分机构管理，第五部分服务效能。

三、《标准》依据国家人口计生委制定的《计划生育技术服务管理条例》《计划生育技术服务质量管理规范》《农村计划生育技术服务机构基础设施建设标准》《计划生育服务站机构形象规范手册》以及重庆市人口计生委制定的《重庆市人口和计划生育技术服务体系规范化建设、精细化管理、人性化服务、正规化培训和集约化经营标准》制定，重点突出基本设置、人员配置、服务效能三部分内容。

普通乡镇计划生育技术服务机构建设综合评估标准

评估项目	评估标准	分值	评估要点及方法	得分	备注
基本设置180分（120分）	机构形象:70~80分 机构形象应符合国家人口计生委制定的《计划生育服务站机构形象规范手册》和《农村计划生育服务机构基础设施建设标准》	8	实地查看建筑外观。包括建筑颜色、标识、机构标牌、机构名称及字体等,缺1项不符合国家形象规范扣1分		
		12	实地查看室内色彩、服务大厅形象墙、公共区域公示牌、科室标牌、宣传图示等,缺1项扣3分,不符合国家形象规范扣1分		
		18	实地查看整体布局。包括宣传教育用房、咨询用房、技术服务用房、药具管理用房、辅助用房等五个区域。功能区域缺失或划分不明确,缺1功能用房扣3分,整体布局和服务流程不合理,酌情扣1~3分		
		10	实地查看被服。技术服务人员着装不统一扣3分;未按国家规范扣1分,不符合国家规范扣2分。窗帘、隔离着装不统一扣1分,不符合国家规范扣1分;被套、床单、枕套等不统一扣1分,不符合国家规范扣1分		
		12	查阅资料和实地查看建筑面积。建筑面积未达标或超标扣2分,各功能区域使用面积分配未达标各扣2分		
		20（10）	实地查看各功能用房。缺1间扣1分,扣完为止。(一类站20分,二类站10分)		

续表

评估项目	评估标准	分值	评估要点及方法	得分	备注
基本设置 180分 (120分)	仪器设备及工作用房装备:50～100分 机构应具备下列设备:视听电教设备、检测设备、流动服务设备、手术及临床相关设备(一类站)、电子信息设备、药具及其他设备,并按工作用房要求装备相应设施设备,所有设备均能正常使用	30 (10)	实地查看基本设备情况,少一件扣1分;未使用扣1分;检测设备、手术及临床相关设备无使用与维护记录扣1分;扣完为止		
		70 (40)	实地查看咨询/宣教室、接诊室、治疗室、妇科检查室、妇科治疗室、检验室、手术室、消毒室等设置及基本装备情况,未达标准酌情扣分,扣完为止		
人员配置与管理 50分	人员数量(10分) 按重庆市"设置标准"配备人力资源,满足工作需要。普通站2人以上。其中,专业技术人员须占机构职工总数的80%以上	10	在岗人员总数少1人扣1分,扣完为止。专业技术服务人员比例少1%扣2分,扣完为止		
	人员结构(10分) 专业技术服务人员60%达到大学专科以上学历;至少有1名执业助理医师,有培训合格的B超人员和检验人员(一类站)	10	学历比例未达标扣2分;无执业助理医师扣2分;无B超人员、检验人员(一类站)各扣3分		

人员配置与管理50分	依法执业资格（10分） 从事计划生育技术服务的所有人员应当持有《合格证》。其中，从事手术、护理、影像、检验、麻醉、药剂等的人员应具备相应的临床医学执业资格	10	发现1名技术服务人员未持《合格证》扣3分，扣完为止。发现1名技术服务人员从事与执业资格和专业技术职称不相符的技术项目扣3分，扣完为止
	人力资源与岗位管理（10分） 与上级部门建立岗位责任书、年度目标考核和约束与激励制度。不得使用不具备专业技术任职资格的人员到相关技术服务岗位从事技术服务工作	10	查阅资料文件，无制度扣5分，新使用技术服务人员不具备专业技术任职资格者，发现1人扣5分，扣完为止
	继教管理（10分） 实施继续教育培训制度，保存培训的相应记录和证书;近3年到上级机构进修人次1~2人，短期培训人次3~5人次/年，每位专业技术服务人员每年继教学习时间累计不少于80学时	10	现场查看资料，无培训效果评价制度扣1分;抽查2名技术服务人员继教档案，未完成继教分，发现1人扣2分。新人员未外出进修扣5分

续表

评估项目	评估标准	分值	评估要点及方法	得分	备注
功能任务100分	宣传教育(25分) 1. 定期对所辖地区群众开展计划生育、生殖健康和家庭保健专题教育活动,建立教育档案(有人负责、年度计划、经费保障等),宣传资料与讲座教材、文字记录	15	查阅档案。未开展扣5分,不完善酌情扣分		
	2. 定期开展主题日宣传活动 3. 设置宣传栏,宣教室或人口学校,定期提供文字宣传资料及视听资料	10	实地查看设施,无扣5分,不完善酌情扣分		
	技术服务(25分) 根据机构设置的类别和执业许可审批项目,必须开展与其功能任务相适应的技术服务项目,确保技术安全,满足群众需求	25	查阅技术服务档案,少开展一项技术扣5分,超范围服务酌情扣分		
	人员培训(15分) 1. 指定人员承担所辖地区计划生育技术指导,承担社区/村计生专干业务培训	5	实地查看人员配置情况,无扣5分,不完善酌情扣分		
	2. 建立技术指导与业务培训档案(包括有人负责、年度计划、下乡指导工作日程和培训日程安排,培训对象登记表,培训资料,指导/培训活动图片,考核成绩,工作总结)	10	查阅技术指导档案,无扣5分,缺1项扣1分,扣完为止		

| 功能任务 100分 | 药具发放（15分）
1. 设置药具展示柜，建立健全药具首诊使用指导规范，使用统一的避孕药具使用筛选表、使用对象和使用随访记录表
2. 药具种类齐全（按国家采购目录），药具库存量充足，无过期或变质药具
3. 建立避孕药具监测报告制度，建立避孕药具不良反应监测资料档案（有人负责，有表格，有工作流程，有分析报告，有网上监测报告记录） | 15 | 实地查看设施、岗位设置及资料，缺 1 项扣 3 分，不完善酌情扣分 |
| | 信息咨询（20分）
1. 采用 PIS 系统进行信息引导服务，至少有一人会操作
2. 设有公开咨询电话，建立接听工作规范，对所辖地区群众提供计划生育、生殖健康和家庭保健以及人口政策信息咨询，有咨询记录，书写规范、完整
3. 设置咨询室，开展面对面（一对一）的避孕药具知情选择、生殖健康和家庭保健等咨询。有咨询记录，书写规范、完整 | 20 | 实地查看设置设备，缺 1 项扣 5 分，不完善酌情扣分 |

续表

评估项目	评估标准	分值	评估要点及方法	得分	备注
机构管理200分（100分）	依法管理（10分）严格执行相关法律、法规和规章。重点是《计划生育技术服务管理条例》《计划生育技术服务临床技术操作规范》《常用计划生育技术常规》《计划生育技术规范》《医院感染管理规范》《医疗用毒性药品管理办法》《医疗废物管理条例》《病历书写基本规范》《处方管理办法》和《药事管理暂行规定》等10个	4	现场抽查机构管理人员是否了解执行相关管理法律、法规及规章，酌情扣分		
		6	查阅机构计划生育技术服务机构执业许可证或其他执业许可证，人员合格证，是否纳入新农合或基本医疗保险。查阅相关制度，不齐全酌情扣分		
	器械设备管理（5分）建立设备采购、管理、使用、维护、校准和更新档案。特殊设备或精密仪器专人管理	1	查阅相关制度，不完善酌情扣分		
		2	查阅设备档案，不齐全（如无说明书、维护记录等）酌情扣分		
		2	特殊设备或精密仪器无专人管理扣2分		
	药品药具管理（10分）建立健全药品和避孕药具管理制度。按需求编制药品采购计划，采购方式符合国家相关规定。建立健全药品库房管理制度	10	现场查看药柜、库房以及有特殊药品，内外药不分，标识不清，无定期盘存记录，进出无台账记录，有过期失效药品，药品使用违规，与其他物品混放等，发现1项，扣1分，扣完为止		

服务过程管理（一类站120分，二类站60分） 严格执行《计划生育技术服务质量管理规范》，建立各项制度。落实各项措施如情同意义，执行首诊医师负责制和24小时负责制。严格执行《常用计划生育技术常规》和临床操作规范以及无菌技术管理	12	查阅门诊、手术登记文书（各种手术），质量控制记本、自查表、特殊病例登记本、病例讨论本、统计报表等，不齐全的情扣分	
	4	抽查人员"技术常规知识要点"或观察人员技术操作，缺失的情扣分	
	4	抽查人员有关高危手术处理措施，并发症处理措施，抢救程序和抢救预案要点，缺失的情扣分	
文书档案管理（一类站50分，二类站10分） 严格执行《病历书写基本规范》和《计划生育技术服务医疗文书书写式样》，建立档案柜，落实管理人员及其岗位职责	100 （40）	现场查看或询问手术室、诊室、检查室、检验室和消毒供应等室质量管理情况，缺失的情扣分	
	50 （10）	实地查看档案室，查阅工作记录，无或不完善的情扣分。随机抽查5份立卷档案，不规范的情扣分	
环境安全管理（5分） 明确管理人员，在服务场所和办公场所设置必须的信息、导向和警示标识，加强人员标识和服务状态标识管理。建立安全管理制度，做好预防事故、消防安全，服务场所公共秩序以及废物安全的管理。设置便民措施	2	实地查看各类安全标识，无或不完善的情扣分	
	2	查看便民措施，无或不完善的情扣分	
	1	实地查看消防设施、废物处理设施，无或不完善的情扣分	

机构管理
200分
（100分）

续表

评估项目	评估标准	分值	评估要点及方法	得分	备注
服务数量 一类站 130分 二类站 110分	服务机构应当按设置类别和功能任务的要求,积极主动开展所辖地区内的计划生育/生殖健康技术服务,满足群众需求。根据年工作量与政府要求,计算90%可信区间,按低、中、高给分	25	群众宣传教育率＝年计划生育宣传教育人次/辖区内常住人口总量		
		25	年计划生育电话咨询、入户咨询和进站咨询人次(除外术后随访咨询)		
		10	药具使用率＝年药具发放人次/辖区内应使用药具人数		
		5	年药具使用随访人次和不良反应监测报告与处理人次		
		10	年计划生育手术人次(一类站)		
		10	年计划生育手术后随访率＝年计划生育手术的随访人次/应随访人次		
		15	孕环情监测率＝年查环查孕人次/辖区内当年应检查人次		
		10	妇科普查率＝年妇科病普查人数/辖区内当年应检查人数		
		15	年出生缺陷干预率＝新婚、待孕优育指导人数/辖区内当年应指导人数		
		5	年技术培训指导人次		

服务效果 一类站 40分 二类站 20分	1. 群众满意度	10	对来机构接受服务的 10 名群众进行问卷调查，了解群众对服务态度、机构环境设施、技术知情选择的满意程度。低于 80%，不得分
	2. 技术服务人员满意度	10	对机构工作人员进行问卷调查，了解他们对工作内容、环境和收入的满意程度。低于 80%，不得分
	3. 年计划生育手术并发症发生人次（一类站）	10	查年报表，按机构年手术总量计算，并发症发生率应小于 1‰。超过不得分
	4. 年计划生育服务事故人次（一类站）	10	查阅相关资料及抽查相关人员，发生事故不得分

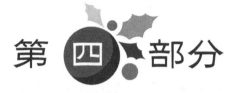

第四部分

计划生育技术服务
质量保证

计划生育技术服务项目评审基本标准(一)

(2001 年版)

一、放、取宫内节育器

应在具备下述条件的乡(镇)级以上从事计划生育技术服务的机构中进行。

(一)手术室要求

1.手术室和妇科检查室及接诊室分别设立。

2.进入手术室前有缓冲区(包括更衣),并设有洗手及清洁器械池。

3.手术室空气流通,光线充足,有纱窗和纱门、毛玻璃窗户、活动门,必要时应有取暖和降温设施。

4.手术室平顶,水磨石或地砖地面,墙面和天花板光滑便于清洁消毒。

5.手术室面积 12 ~ 16 m²。

(二)设备要求

1.术前洗手设备。

2.空气消毒设备:合格紫外线消毒灯等。

3.器械消毒设备:高压消毒锅。

4.妇科手术床及冲洗设备。

5.妇科检查用具。

6.器械浸泡器皿、无菌储物罐。

7.单头冷光源手术灯或照明立灯及手术凳。

8.小型移动器械台。

9.放、取宫内节育器手术包(数个)。

10.无菌手术器械柜、手术备用器械及敷料。

11.污物桶、污物处理用品。

12.必备的抢救设施及备用物品(体温计、血压计、听诊器、注射器、输液器、氧气袋、急救药品箱)。

13. B 型超声仪。

14. 术后观察床。

15. 显微镜及其他血、尿常规、阴道分泌物常规检验器材和试剂。

16. 具有获得宫颈防癌检验结果的条件。

(三)技术人员要求

至少1名技术服务人员具有执业(助理)医师资格并已取得《计划生育技术服务人员合格证》(以下简称《合格证》),《合格证》上载明有放、取宫内节育器手术项目;具备检查阴道分泌物的技术能力。

(四)管理要求

有以下正式制度并有相应的组织保证措施。

1. 各类技术人员岗位责任制和手术质量管理制度。

2. 避孕节育咨询、指导规范和手术知情同意制度。

3. 手术室工作制度;消毒登记、紫外线灯使用登记制度。

4. 贯彻《计划生育手术常规》的制度。

5. 手术证明、手术记录(包括各类手术记录、高危手术登记及差错事故登记等)管理制度。

6. 抢救、转诊及登记制度。

7. 随访、统计工作制度。

8. 医案管理,包括病历、登记、报表档案管理制度。

(五)妇科检查室要求

1. 妇科就诊室与检查室应分设。

2. 设妇科检查床、检查台(桌)、诊察桌椅等。

3. 妇检用品:一次性臀垫、手套、窥器、长镊及冲洗、消毒用品、污物处理用品等。

4. 阴道分泌物检查用品:生理盐水、10%氢氧化钾、载玻片、棉签、宫颈刮板及试剂等。

5. 血压计、听诊器、体温计、门诊病历、登记表册等。

二、终止早期妊娠手术

应在具备下述条件的乡(镇)级以上从事计划生育技术服务的机构中进行。

（一）手术室要求

终止早期妊娠手术室要求同放、取宫内节育器手术室要求。

（二）设备要求

在放、取宫内节育器设备基础上增加以下部分：

1. 人工流产包（数个）。

2. 人工流产专用负压吸引器。

3. 筛网、量杯。

4. 10% 福尔马林液及送病理器材。

5. 转送疑难、急重症病人的应急设备。

（三）技术人员要求

1. 至少 1 名技术服务人员具有执业（助理）医师资格并持有效《合格证》，《合格证》上载明有终止早期妊娠手术项目。

2. 1 名持有效《合格证》的检验人员。

（四）管理要求

在放、取宫内节育器管理制度的基础上，增加以下制度并有相应的组织保证措施：

1. 终止早期妊娠术并发症治疗常规。

2. 手术记录、随访及登记制度。

（五）其他要求

开展药物流产项目，须在具备急诊刮宫手术和给氧、输液、输血（如无输血条件的单位必须有就近转诊条件）的县（区）级以上技术服务机构进行，并应另设药物流产观察室，内有观察床；技术服务人员应持有效《合格证》并载明有药物流产服务项目。

三、输卵（精）管绝育术

应在具备下述条件的乡（镇）级以上从事计划生育技术服务的机构中进行。

（一）手术室要求

1. 手术室自成单元，有缓冲隔离区。

2. 有更衣间、洗手间、手术准备间、手术间等。

3. 手术间面积 15 ~ 20 m²。

4. 手术间平顶、水磨石或地砖地面，墙面贴瓷砖，毛玻璃窗户，有纱窗和纱门，弹簧活动门,天花板光滑便于清洁消毒,室内有冲刷条件。

5. 手术间通风良好,光线充足;工作人员和受术者通道分开;必要时有取暖、降温设施。

(二)设备要求

1. 术前洗手设备。

2. 空气消毒设备:合格紫外线消毒灯。

3. 器械消毒设备:高压消毒锅。

4. 器械浸泡器皿、无菌储物罐。

5. 手术床。

6. 四孔以上无影灯。

7. 电动吸引器。

8. 输卵(精)管结扎包(数个)。

9. 无菌手术器械柜,手术备用器械及敷料。

10. 中型移动器械台。

11. 必备的抢救设施及备用物品(体温计、血压计、听诊器、注射器、输液设备、输氧设备、急救药品)。

12. 术后观察床。

13. 显微镜及其他血、尿常规、出凝血时间检验器材和试剂。

14. 常规备皮工具,污物桶及污物处理用品。

15. 转送疑难、急重症病人的应急设备。

(三)技术人员要求

1. 至少有 2 名技术人员具有执业(助理)医师资格并持有效《合格证》,《合格证》上载明有相应手术项目。

2. 至少 1 名持有效《合格证》的专业检验人员。

(四)管理制度

在放、取宫内节育器管理制度的基础上,增加以下制度并有相应的组织保证措施:

1. 输卵(精)管绝育术并发症处理常规。

2. 手术记录、随访及登记制度。

四、皮下埋植避孕术

应在具备下述条件的乡(镇)级以上从事计划生育技术服务的机构中进行。

（一）手术室要求

手术室要求同输卵（精）管绝育术手术室要求，并备皮埋手术包；应具有获得生化检验结果的条件。

（二）技术人员要求

1. 至少有 1 名技术人员具有执业（助理）医师资格并持有效《合格证》，《合格证》上载明有相应手术项目。

2. 至少 1 名持有效《合格证》的专业检验人员。

（三）管理制度

在放、取宫内节育器管理制度的基础上，增加以下制度并有相应的组织保证措施：

1. 皮埋术并发症处理常规。

2. 手术记录、随访及登记制度。

五、终止中期妊娠手术

应在具备下述条件的县（区）级以上从事计划生育技术服务的机构中进行。

（一）手术室要求

手术室要求基本同输卵（精）管结扎术手术室要求；另备分娩室。

（二）设备要求

在人工流产设备条件基础上增加以下部分：

1. 引产包（数个）。

2. 急救推车（放置急救药品及器械）。

3. 静脉切开包及气管切开包。

4. 有输氧设备、输血条件及抢救监护条件。

5. 有转诊应急设施。

6. 设有住站病房。

7. 有心电图、肝、肾功能和出、凝血时间的检验条件。

（三）技术人员要求

1. 技术服务人员中，至少有 1 名主治医师职称以上计划生育技术服务专业或妇产科专业的技术人员，持有效《合格证》并载明相应手术项目。

2. 持有效《合格证》、能进行生化测定的专业检验人员 1 名。

（四）管理制度

在放、取宫内节育器管理制度的基础上增加以下制度并有相应的组织保证措施：

1. 病房工作人员岗位责任制度。

2. 出血性休克、羊水栓塞等抢救常规置于明显处，方便查阅。

3. 手术记录、抢救登记、管理制度。

六、输卵（精）管吻合术

应在具有下述条件的县（区）级以上从事计划生育技术服务的机构中进行。

（一）手术室要求

手术室要求同绝育手术室要求。

（二）设备要求

设备基本同绝育手术室设备条件，另有以下要求：

1. 具备9孔以上无影灯。

2. 万能手术床。

3. 显微外科手术设备及器械。

4. 吻合术手术包。

5. 输卵管通液和放射、造影设备。

6. 如开展输精管吻合术，需具备显微镜和精液分析常规检验的器材。

（三）人员要求

1. 至少有2名从事计划生育技术服务或妇产科和/或外科专业的主治医师以上职称的技术人员，持有效《合格证》并载明相应的手术项目；

2. 具有执业医师资格并已取得《合格证》的麻醉师1名，持有效《合格证》的专业检验人员1名。

（四）管理制度

在放、取宫内节育器管理制度的基础上，增加以下制度并有相应的组织保证措施：

1. 病房工作人员岗位责任制度。

2. 输卵（精）管吻合术并发症治疗常规及随访、登记管理制度；

3. 输卵（精）管吻合术证明查验制度。

计划生育技术服务项目评审基本标准（二）

（2007 年版）

第一部分　应用麻醉镇痛技术施行负压吸宫术项目评审基本标准

计划生育技术服务机构开展"应用麻醉镇痛技术施行负压吸宫术"服务，由省级和设区的市级人口和计划生育行政管理部门审批，并在《计划生育技术服务机构执业许可证（副本）》上注明。审批程序按照《计划生育技术服务管理条例实施细则》和《计划生育技术服务机构管理办法》的规定执行。申请开展应用麻醉镇痛技术施行负压吸宫术的机构，应符合《计划生育技术服务项目评审基本标准（一）》获准开展"终止早期妊娠手术"并同时符合以下要求：

一、机构和科室设置要求

1. 县级及以上计划生育技术服务机构。

2. 具有术后康复室或术后观察室。

二、设备要求

1. 麻醉机。

2. 喉镜。

3. 人工气道（气管导管、口咽通气道、喉罩、鼻咽通气道等）。

4. 供氧设备（中心供氧、氧气瓶、面罩）。

5. 吸痰器（或负压吸引器）、吸痰管。

6. 心电监护仪。

7. 血氧饱和度监测仪。

8. 自动测压装置（或血压计）。

9. 心脏除颤器。

三、麻醉药品和抢救药品要求

1. 按技术规范要求配备所需静脉麻醉药、局部麻醉药、麻醉性镇痛药、镇静药、肌肉松弛药等,所配药品均应符合"国家食品药品监督管理局"的有关规定和标准。

2.抢救药品应配备:缩宫素、阿托品、可拉明、肾上腺素、酚磺乙胺(止血敏)、纳洛酮、氟马泽尼、新斯的明、50%葡萄糖、10%葡萄糖酸钙、麻黄素、去甲肾上腺素、地塞米松、硝酸甘油、利多卡因、甘露醇、晶体和胶体静脉输液等。

四、人员要求

(一)施术医师

1.已取得妇产科或计划生育专业执业医师证书。

2.持有《计划生育技术服务人员合格证书》或《母婴保健技术考核合格证书》。

3.经过麻醉镇痛技术培训,考核合格。

4.副主任医师及以上技术职称的医师。

(二)麻醉医师

1.持有麻醉专业执业医师证书。

2.3年以上住院麻醉医师并能独立承担全身麻醉。

3.能对受术者进行术中全程监护、术后麻醉恢复期的监护。

4.能独立处置术中、术后突发的麻醉意外的抢救。

5.麻醉医师和施术医师应配合默契、合理减少药物用量、缩短手术时间。

(三)护理人员

1.已取得护士执业资格证书。

2.护理技术操作熟练。

3.能配合施术医师手术操作。

4.能观察受术者的生命体征。

5.熟悉抢救药品的使用。

6.能配合麻醉医师进行急救。

五、管理要求

1.具有麻醉意外抢救的应急预案。

2.严格按照《应用麻醉镇痛技术施行负压吸宫术技术规范》开展服务,并严格进行质量管理。

第二部分 应用麻醉镇痛技术施行负压吸宫术技术规范

应用麻醉镇痛技术施行负压吸宫术,是使受术者在手术时短时间意识消失或达到痛感减轻,进而达到镇痛的作用,前者为无痛手术,后者为镇痛手术。应用本技术必须在有麻醉意外抢救设备和能力的从事计划生育技术服务的机构中进行。

手术及麻醉均应做到知情同意,严格掌握适应证和禁忌证,术前做好必要的准备,由专业麻醉医师实施麻醉或镇痛并对受术者进行术中全程监护,最大程度保证受术者的安全。

【适应证】

受术者应同时符合以下三项,即为具有适应证。

1. 妊娠 10 周以内自愿要求终止妊娠或因其他医疗原因需终止妊娠且无负压吸宫术禁忌证。

2. 自愿要求麻醉镇痛,无麻醉药及全身麻醉禁忌证。

3. 符合美国麻醉医师协会(American Society of Anesthesiologists, ASA)制订的"术前病情评估标准"Ⅰ～Ⅱ级。

【禁忌证】

受术者符合以下任一项,即为具有禁忌证:

1. 各种疾病的急性阶段。

2. 生殖器炎症,未经治疗。

3. 全身健康状况不良,不能耐受手术和麻醉。

4. 有麻醉禁忌证(过敏体质、过敏性哮喘史、麻醉药过敏史)。

5. 术前未禁食、禁水。

6. 妊娠周数大于 10 周或估计手术困难。

7. 严重心肺疾患如严重心电图异常、心肺功能不全。

8. 术前两次(间隔 4 小时)测量体温,均在 37.5℃ 以上。

受术者必须具有适应证且无禁忌证时,才能在门诊接受应用麻醉镇痛技术施行负压吸宫术。

【须住院接受手术的条件】

合并以下任一高危因素者,须住站(院)接受麻醉和手术:

1. 剖宫产术后 1 年内、哺乳期或长期服用甾体避孕药。

2. 生殖道畸形或合并盆腔肿物。

3. 子宫位置高度倾屈或宫颈暴露困难。

4. 既往妊娠有胎盘粘连出血史。

5. 子宫穿孔或宫颈裂伤史。

6. 脊柱、下肢、骨盆病变致截石位困难。

合并以下任一高危因素者,应慎行;如受术者自愿选择应用麻醉镇痛技术施行负压吸宫术,建议转至三级甲等综合医院施术:

1. 轻、中度心肺疾患如心电图异常、心肺功能不全Ⅱ级以下。

2. 并发其他内科严重器质疾病或出血性疾病。

3. 气道异常,估计气道插管困难。

4. 异常肥胖,体重指数(BMI)大于35。

【术前准备】

1. 术前麻醉医师须对受术者进行与麻醉相关的病史问诊和体检,进行麻醉前评估并提出麻醉计划。

2. 术前受术者须签署负压吸宫术及麻醉知情同意书。

3. 对受术者做体格检查、妇科检查、测血压、脉搏、呼吸、体温和体重。

4. 须查尿妊娠试验,阴道分泌物检查、血常规、做心电图检查和B超检查。必要时做乙肝表面抗原检查、凝血功能、肝肾功能检查。

5. 术前受术者须禁食固体食物(包括牛奶)6小时、禁饮清凉饮料4小时。

6. 术前受术者排空膀胱。

【麻醉及手术步骤】

1. 麻醉前建立外周静脉通路。

2. 由专业麻醉医师实施麻醉或镇痛。

3. 术中持续对受术者的心电图、血压、呼吸、血氧饱和度进行监测。严密观察受术者对麻醉药的反应,根据反应适量使用麻醉药物。术中使受术者持续面罩吸氧,保持上呼吸道通畅。须密切注意呼吸是否抑制,持续监测血氧饱和度,使其维持在93%以上,必要时置入人工气道和辅助呼吸。

4. 麻醉和镇痛方法、药物种类及剂量:

(1)无痛手术推荐应用静脉麻醉。不推荐吸入麻醉。

静脉麻醉用药:

①建议静脉麻醉药和镇痛药物联合使用。

②推荐丙泊酚复合芬太尼或瑞芬太尼或舒芬太尼。

③不推荐使用氯胺酮、安定和哌替啶。

推荐用法:

先静脉滴注芬太尼 $1\sim2$ μg/kg 或瑞芬太尼 $0.5\sim1.0$ μg/kg 或舒芬太尼 $0.1\sim0.2$ μg/kg($1\sim2$分钟内),待手术医师消毒及盆腔检查后,缓慢静推丙泊酚 $1\sim1.25$ mg/kg,待受术者入睡后开始手术。必要时,根据受术者的意识状态、生命体征及手术时间长短每次可追加丙泊酚 $20\sim50$ mg。

(2)镇痛手术应用的药物和使用方法。

①建议使用镇静、镇痛药物复合宫颈旁神经阻滞麻醉。

②推荐单独使用芬太尼或瑞芬太尼或舒芬太尼或曲马多,可以复合咪达唑仑。

③局部麻醉可选用宫颈阻滞或利多卡因凝胶表面麻醉。

推荐用法:

静脉滴注芬太尼 $1 \sim 2\ \mu g/kg$ 或瑞芬太尼 $0.5 \sim 1.0\ \mu g/kg$ 或舒芬太尼 $0.1 \sim 0.2\ \mu g/kg$ 或曲马多 $50 \sim 100\ mg$（$1 \sim 2$ 分钟内）。此外,还可以静脉复合使用咪达唑仑 $0.02 \sim 0.05\ mg/kg$ 以加强药效。

5. 由麻醉医师按要求填写麻醉记录单。

6. 负压吸宫术操作步骤执行《常用计划生育手术常规》及《临床技术操作规范——计划生育分册》。

【术后处置及注意事项】

1. 麻醉医师需监护受术者到定向力恢复用警觉/镇静观察评分法（Observer's assessment of alertness/sedation, OAA/S）达 5 分或 Aldrete 改良评分（Modified Aldrete score）达 9 分转送到恢复室或观察室继续观察。

2. 再由护士继续观察 $1 \sim 2$ 小时。在判定受术者完全清醒、可自行行走、各项生命体征平稳、无恶心、呕吐和其他明显不适后,由手术医师及麻醉医师共同决定离院或需住院观察。

3. 受术者必须由家属陪伴离院。

4. 受术者离院时,施术者或麻醉医师应当以文书形式向受术者及其家属告知以下注意事项:

（1）出现紧急情况时的联系方式。

（2）术后 24 小时内不能骑车、驾驶机动车辆或从事高空作业。

（3）术后休息 2 周。

（4）术后 1 个月内禁止性生活、盆浴。

（5）指导避孕方法。

（6）术后阴道出血量多、腹痛、发热,随时就诊。

（7）术后 14 天仍有阴道出血应进一步诊治。

（8）术后 1 个月月经后复诊。

应用麻醉镇痛技术施行负压吸宫术应急预案(术中)

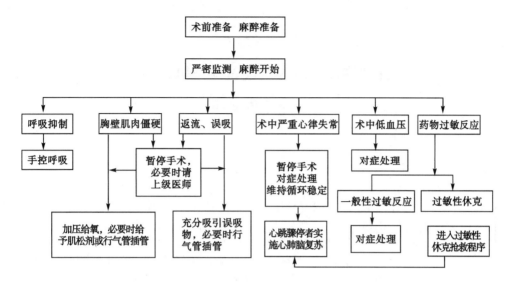

应用麻醉镇痛技术施行负压吸宫术应急预案(术后)

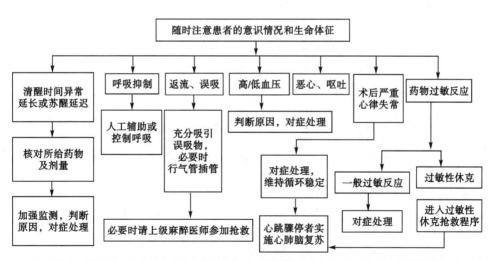

注:抢救中,麻醉医生、手术医生及护士紧密合作,及时请相关科室会诊,同时上报上级主管科室,及时向家属交代病情,以取得其理解和配合。

计划生育技术服务质量保证执行要点

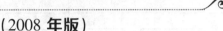

（2008 年版）

服务机构	机构准入：办理资质审批手续，取得《执业许可执照》，依法从事执业服务；落实全民非营利的公益性计划生育技术服务机构的各项政策保障 项目准入：依据计划生育技术服务机构执业许可证批准的服务项目开展服务 科室设置：根据本级服务机构执业许可的服务项目设置服务科室 　　　　　生殖健康咨询服务、避孕节育指导、紧急避孕指导、青少年生殖健康指导、更年期保健指导、不孕不育咨询指导、节育技术服务、B 超随访服务、RTI 综合防治服务、两癌筛查、孕前优生健康检查服务、生殖保健理疗服务、生殖保健康复服务 产品准入：使用本年《国家计划生育技术服务机构装备目录》和《国家计划生育避孕药具政府采购目录》中的产品
服务人员	人员准入：《取得计划生育技术服务人员合格证》 　　　　　从事计划生育临床服务的人员取得执业（助理）医师、执业护师（士）、执业药师资质并注册登记及相关职称 　　　　　从事计划生育咨询、指导、随访的服务人员需持相关学历证书并取得主管部门的认定 人员能力：掌握避孕节育技术服务药具/手术使用指征、禁忌指征、不良反应的业务能力 　　　　　掌握咨询交流技巧和满足不同服务对象计划生育/生殖健康需求的能力 　　　　　掌握避孕节育/生殖保健相关医学知识的能力 　　　　　掌握计划生育技术标准和避孕节育手术操作技能 　　　　　掌握服务规范、相关法律法规政策、本地群众需求状况 部门负责人职责：能结合人口与计划生育工作要求制订年度/阶段工作计划 　　　　　　　　能按照法律法规对技术服务机构进行自查自纠 　　　　　　　　能切实落实日常业务的各项管理制度 技术服务人员职责：承担的工作与本人执业资质/学历/培训/手术操作证的背景相符 　　　　　　　　　技术服务中自觉遵守有关技术标准和管理规定 　　　　　　　　　对承担的工作有工作日志/周志/旬志/月志文字记载

续表

基本设备	必备设备:按照各级服务机构承担的任务以及准入的服务项目完善设备配备 设备要求:有药监部门"试""准"字号认定 　　　　有经常性维护、校正标准、设备运行与消毒的保障措施 基础设施:有保证服务质量设施 　　　　有保护个人隐私设施 　　　　有宣传倡导科普知识设施 　　　　有温馨家庭式服务环境及相应工作服饰设施
规范标准	技术标准:《常用计划生育技术常规》(卫基妇发〔2003〕32号) 　　　　《妇产科学(第八版)》《检验学》(人民卫生出版社) 　　　　《WHO避孕方法选用的医学标准》(中国人口出版社) 　　　　《WHO计划生育服务提供者手册》(中国人口出版社) 　　　　《WHO避孕方法使用的选择性实用建议》(中国人口出版社) 服务标准:《避孕方法知情选择咨询指南》《随访服务指南》《RTI综合防治技术手册》 　　　　《出生缺陷一级预防指导手册》《青少年生殖保健教案》《避孕节育知情选择 　　　　服务规范》《知情选择避孕方法速查表》《乡级避孕节育随访/访视现场服务 　　　　规范》《村级避孕节育随访/访视现场服务规范》《RTI现场检测流程服务规 　　　　范》《RTI后续防治流程服务规范》《技术服务—信息运转操作规范》等
制度建设	技术管理制度:工作岗位责任制度、业务培训制度、随访及村组访视制度、手术室管理 　　　　　　制度、消毒灭菌制度、落实避孕节育措施知情选择及手术知情同意制 　　　　　　度、特殊检查知情同意制度、抢救预案与转诊绿色通道制度、药品器械 　　　　　　和避孕药具管理制度、技术档案管理制度、科技信息管理制度、重大计 　　　　　　划生育技术服务过失行为报告制度、计划生育药具不良反应报告制度 财务管理制度:免费、低偿、有偿收费账目分类核算管理
执法监督	县级:卫生计划生育行政部门定期对本行政区域内计划生育技术服务机构的执业范围 　　　和人员资质,进行执法监督管理 市级:卫生计划生育行政部门依照有关法律条款的法律责任,定期对本行政区域内计 　　　划生育技术服务机构,进行督查与处理 准确书写:医疗文书、工作台账能按填表说明逐项如实反映服务和工作的过程,字迹 　　　　清楚 如实统计:科技统计报表按时填报,采集的数据能如实反映服务质量和服务数量 病案管理:咨询记录、医学健康筛查记录、处理意见记录、药品处方、随访服务记录、预 　　　　约复查记录、转诊服务记录、药/具/术前知情同意书、术前医学检查、检验报 　　　　告、医学影像报告 信息连接:各种技术服务信息记载与育龄妇女服务信息系统有机结合,能及时更新 　　　　服务

续表

过程评估	评估要点：技术服务人员维护群众权益和满足群众切身需求的服务 技术服务中掌握药/具/术使用指征和禁忌证 技术服务中遵循抗感染和无菌操作规范 执行技术标准 随访服务和康复服务到人 落实与卫生网络进行连接与转诊服务 医学记录的文书规范 日常管理质量与后勤保障工作 不断发现问题及时进行质量改进 产出指标：得到安全、有效、及时避孕方法的人数 随访服务到位程度 群众对得到的服务感到满意和适宜的人数 本地区降低意外妊娠的人数

计划生育技术服务评估纲要（2008年版）

群众	目标		技术服务人员
知晓国情、现行计生政策，公民权益内容 知晓自己所处的生理周期和健康状况 知晓自己所用避孕方法类型、年限、优缺点及正确使用方法 会妥善处理本人所使用避孕方法的不良反应	了解"三知一会"	知情选择 考察 四种能力	对"法""条例"等法律法规的理解程度 对执行保障群众实现计划生育权益的态度 开展知情选择技术服务知识掌握程度 与群众沟通、咨询、指导的交流技巧
知晓自己所接受的计划生育手术的优点和反应 知晓自己所接受的计划生育手术的随访时间和频度 签署计划生育手术知情同意书	了解"两知晓一签署"	计划生育 手术服务 考察 四种能力	掌握所施行的计划生育手术的适应症、禁忌证 严格按照《常用计划生育技术常规》施术 规范书写技术文书 术后随访的能力
了解不同措施对象接受随访服务的频度 了解对象接受随访服务的满意程度（安全性、有效性、及时性） 了解对5年以上服药对象组织健康检查程度	了解"规范随访"	随访服务 考察 三个掌握	掌握本地区本时期应服务情况 掌握规范随访服务的情况 掌握业务能力（B超、测血压、咨询技巧，对症处理）的情况
了解接受RTI检查的时间、内容（健康教育、B超、乳透、妇检、检验等） 了解RTI规范治疗与后续服务情况 了解面对面接受健康教育的效果 了解对组织开展RTI防治的态度与建议	了解"查、防、治、教"	生殖健康 服务 考察 二种能力	执业医师：目标疾病的治疗方案与健康教育的要点 非执业医师：承担相应工作的能力与质量保证

续表

群　众	目　标	考察	技术服务人员
了解群众预防出生缺陷知识获得情况 了解获得孕前咨询服务情况 了解孕妇叶酸使用情况	了解"孕前服务" 优生咨询	考察 一个掌握	出生缺陷一级预防知识的掌握情况
了解生育后及时落实措施情况 了解更年期，使用IUD及皮埋到期及时更换措施情况	了解"及时服务" 措施及时落实与更换	考察 四个掌握	掌握当年生育对象的信息情况 掌握生育动态和措施落实情况 掌握各类方法的使用原则情况 掌握到期服务对象信息情况
了解不孕(育)症对象参加诊治情况 了解不孕(育)症对象接受服务情况	了解"获得服务" 不孕(育)症转诊服务	考察 二个掌握	掌握结婚2年以上未育对象信息的情况 掌握不孕不育(育)症对象诊治效果和现状
了解群众接受不良反应防治的情况	了解"获得服务" 不良反应防治	考察 二种能力	对一般不良反应的对症处理能力 对可疑或罕见不良反应的转诊服务能力

●供科技管理人员进行项目目标管理使用

生殖健康服务要点

(2008 年版)

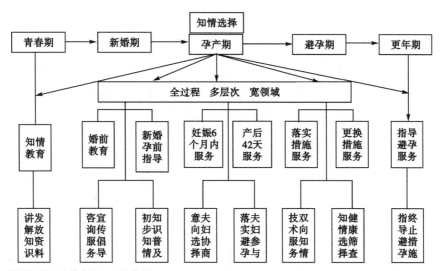

• 供科技管理和技术服务人员使用。

附 录

知情选择避孕方法速查表（2008年版）

避孕方法 ＼ 不同的人群	新婚期	哺乳期	避孕期	分居夫妇	更年期	未婚同居	吸烟妇女	生殖道感染夫妇	高血压妇女	慢性肝炎或肾炎	子宫肌瘤	贫血	乳房肿块	各种疾病急性期	无防护性生活后
1 宫内节育器	○	★	★	○	○	○	★	×	★	★	×	×	★	×	○
2 复方短效口服避孕药	○		★	○		★	×	★	×	×		○	×		×
3 复方长效口服避孕药			○		×		×	★	×	×		○	×	○	
4 探亲口服避孕药				★	×			★		×		○	×		
5 复方长效避孕针			★		×		×	★	×	×			×		
6 狄波-普维拉		○	★		○		○	★		×	○				
7 皮下埋植剂		○	★				○	★		×	○	×	×		
8 阴道环		○	★		○		○	×			○				
9 避孕套	★	○	○	★	○	★	★	○	○	★	★	★	★	★	
10 避孕胶冻、栓	○	○	○	○	★	○	○	★	○	○	★	○	○	○	
11 避孕药膜、片	○	○	○	○	×	○	○		○	○	★	○	○	○	
12 阴道隔膜膜、宫颈帽		○	★	○			○	×	○	○	○	○	○	○	
13 男、女绝育手术	×		○	×		×	○	×	○	○	○	×		×	×
14 安全期	×		○	×	×	×	○	×	○				○		
15 紧急避孕															★

注：1. ★代表适宜选用，○代表可以选用，×代表不宜选用，具体使用方法参照使用说明。
2. 本表仅供技术服务人员工作参考。

门诊计划生育手术登记表（2008 年版）

门诊手术室刮宫手术登记表

编号	年		门诊号	姓名	年龄	职业	文化程度	住址或联系方式	刮宫原因							术时特殊情况			备注	手术者签名
	月	日							自然流产	月经失调	人流不全	人流继续妊娠	药流不全	药流失败	其他	子宫穿孔	出血	其他		

放置、取出宫内节育器手术登记表

编号	年		门诊号	姓名	住址或联系方式	年龄	职业	户口所在		放置时期			高危原因	子宫	
	月	日						本市	外地	经后	哺乳期	其他		位置	深度

器型	放 器					取 器					宫腔镜下取环	手术并发症（写具体）	取器时诊刮	备注	手术者签名
	器号	生产厂	批号	预计放置年		因症	绝经	其他	器型	已放置年					

病房手术登记表

编号	住院日期		住院号	姓名	年龄	职业	本市已婚	本市未婚	外地已婚	外地未婚	孕产史		有二胎证	剖宫产史	人流原因					医学原因
	月	日									足-早-流-存				未避孕	屏障避孕	带环孕	口服、针、皮埋药	其他	

注：避孕失败栏目包括屏障避孕、带环孕、口服针皮埋药。

续表

中期妊娠引产原因					孕周	B超双顶径或孕囊（mm）	人工终止妊娠方法							清宫		手术并发症（写具体）	引产胎儿性别			引产前诊断胎儿畸形情况	娩出胎儿畸形情况	备注	手术者签名
未婚先孕	胎儿医学原因	母亲医学原因	其他（写具体）	高危原因			负压吸引	钳刮	利凡诺	天花粉	水囊	米非司酮+米索	其他计划生育手术	是	否		男	女	不详				
												<13周 / ≥13周											

负压吸宫术登记表

编号	年 月 日	门诊号	姓名	住址或联系方式	年龄	职业	本市已婚	本市未婚	外地已婚	外地未婚	孕产史 足-早-流-存	剖宫产史	人流原因 避孕失败 未避孕	屏障避孕	带环孕	口服、针、皮埋药	其他	医学原因

续表

高危因素	停经天数	手术经过							麻醉方式		术中放IUD				术中取IUD		手术并发症（写具体）	备注	手术者签名
		子宫位置	宫腔深度		绒毛		组织物	出血量 mL	有B超监护		IUD种类	型号	生产厂家	批号	种类	已经放置年			
			术前	术后	见 mm	未见				静脉	其他									

药物终止早期妊娠登记表

编号	年		门诊号	姓名	住址或联系方式	年龄	职业	本市已婚	本市未婚	外地已婚	外地未婚	孕产史 足-早-流-存	剖宫产史	人流原因						
	月	日												未避孕	避孕失败					医学原因
															套	杀精剂	药	环脱落	其他	

续表

高危因素		停经天数	B超胚囊/cm	药物名称及剂量	观察期内胚囊是否排出		排出胚囊大小/cm	出血量/mL	质量				备注	医生签名
是	否				是	否			出血	不全流产	感染	药流失败		

节育手术并发症随访登记表

编号	就诊日期			门诊号	姓名	联系地址	拟诊									原手术日期	原手术名称	原手术单位	处理	随访日期	随访结果	质量反馈卡发出日期	记录者
	年	月	日				人流不全	感染	误诊	宫颈粘连	宫腔粘连	子宫穿孔	脏器损伤	出血	其他								

特殊病例随访登记表

编号	门诊号	姓名	联系地址	手术日期			手术名称	术中特殊情况	处理	随访日期	随访结果（病理结果）	记录者
				年	月	日						

人工流产（药流）后计划生育服务咨询/随访登记表（2016 年版）

_____ 年 _____ 区县 _____（单位）

编号	姓名	基本信息（术前）										首次咨询（术前）											
		联系电话	咨询日期	手术日期	年龄	职业	教育程度	婚否	孕周大小	孕/产次	是否及哪种高危情况	本次意外妊娠原因							一年内有无生育计划	避孕方法知情选择		咨询者签字
												未避孕原因及原因	屏障避孕	紧急避孕药	短效口服避孕药	带环避孕	长效避孕针	外用避孕药	自然避孕		本次建议避孕方法	建议开始使用时间	
											□否 □是											立即 ___周___月	
											□否 □是											立即 ___周___月	
											□否 □是											立即 ___周___月	
											□否 □是											立即 ___周___月	
											□否 □是											立即 ___周___月	
											□否 □是											立即 ___周___月	
											□否 □是											立即 ___周___月	

术后出血天数	首次随访（术后1月）						随访时间	随访日期	随访方式	中远期随访（术后3,6,12月）					备注	随访人签名
	月经是否恢复	月经量	是否腹痛发热	是否恢复性生活	是否避孕	本次建议避孕方法				是否落实避孕	是否存在问题	是否坚持使用	是否换用其他方法	是否再次意外妊娠		
	□是。术后___天 □否	□减少 □增多 □未变	□是 □否	□是 □否	□是___方法 □否		3个月			□是 □否	□是 □否	□是 □否 原因	□是 □否 原因	□是 □否		
							6个月			□是 □否	□是 □否	□是 □否 原因	□是 □否 原因	□是 □否		
							12个月			□是 □否	□是 □否	□是 □否 原因	□是 □否 原因	□是 □否		
	□是。术后___天 □否	□减少 □增多 □未变	□是 □否	□是 □否	□是___方法 □否		3个月			□是 □否	□是 □否	□是 □否 原因	□是 □否 原因	□是 □否		
							6个月			□是 □否	□是 □否	□是 □否 原因	□是 □否 原因	□是 □否		
							12个月			□是 □否	□是 □否	□是 □否 原因	□是 □否 原因	□是 □否		
	□是。术后___天 □否	□减少 □增多 □未变	□是 □否	□是 □否	□是___方法 □否		3个月			□是 □否	□是 □否	□是 □否 原因	□是 □否 原因	□是 □否		
							6个月			□是 □否	□是 □否	□是 □否 原因	□是 □否 原因	□是 □否		
							12个月			□是 □否	□是 □否	□是 □否 原因	□是 □否 原因	□是 □否		
	□是。术后___天 □否	□减少 □增多 □未变	□是 □否	□是 □否	□是___方法 □否		3个月			□是 □否	□是 □否	□是 □否 原因	□是 □否 原因	□是 □否		
							6个月			□是 □否	□是 □否	□是 □否 原因	□是 □否 原因	□是 □否		
							12个月			□是 □否	□是 □否	□是 □否 原因	□是 □否 原因	□是 □否		

填表说明

1.根据《人工流产后计划生育服务规范》,请按照"就诊—术前检查—预约手术—术前咨询—实施手术—术后咨询/随访"流程完成咨询/随访登记表;

2.术前咨询中"是否高危情况"主要包括:

(1)年龄≤20 岁或≥50 岁。

(2)有剖宫产史或其他手术史等造成的疤痕子宫。

(3)生殖道畸形或有盆腔肿物畸形子宫。

(4)剖宫产术后或产后 1 年之内哺乳。

(5)半年内有终止妊娠或有 2 次以上人工流产史或一年总计 3 次以上人工流产史。

(6)子宫位置高度倾屈或暴露宫颈困难。

(7)既往源于子宫、胎盘异常不良孕产史,如:胎盘粘连、子宫肌瘤剔除术后等。

(8)有子宫穿孔史或阴道宫颈疾病禁忌手术操作。

(9)脊柱、下肢、盆腔病变不能采取膀胱截石卧位。

(10)并发内科严重器质性疾病或出血性疾病。

3.术后中远期随访方式,包括:

(1)门诊随访。

(2)电话随访。

(3)入户随访。

(4)微信、电子邮件随访。

4.术后中远期随访已落实了避孕方法者,请随访"是否存在问题"主要包括避孕药具不良反应和计划生育手术并发症。

计划生育技术服务基层指导工作反馈表

（2016 年版）

_____年计划生育技术服务基层指导工作反馈表

指导单位		任务来源:(1)部门检查;(2)基层邀请; 　　　　(3)市级指导;(4)示范工程;(5)其他	
指导时间	月　日至　月　日	指导部门:	
指导形式		指导人员:	
基层参加 人员			
发现的问题及改进建议			
基层单位对本次指导的评价和建议:			
区县领导: 　　　　年　月　日	研究院领导/指导专家: 　　　　年　月　日	填表 说明	本反馈表一式两份, 市、区县各一份。

计划生育技术服务培训工作登记表

(2016 年版)

培训名称		培训需求
受托单位		
授训单位		
培训时间		
培训对象		
培训目的		
培训内容及师资		
经费		
受训人数及情况		信息反馈
培训评价	非常满意□　满意□　基本满意□ 受训单位负责人签名：	

计划生育技术服务工作流程图

(2008 年版)

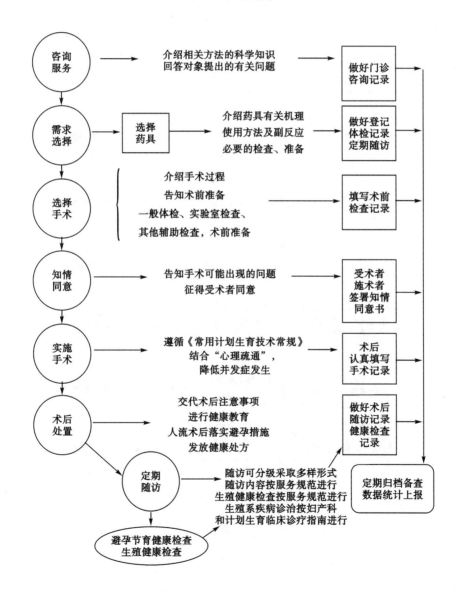

- 咨询服务 → 介绍相关方法的科学知识 回答对象提出的有关问题 → 做好门诊咨询记录

- 需求选择 → 选择药具 → 介绍药具有关机理 使用方法及副反应 必要的检查、准备 → 做好登记 体检记录 定期随访

- 选择手术 → 介绍手术过程 告知术前准备 一般体检、实验室检查、其他辅助检查，术前准备 → 填写术前检查记录

- 知情同意 → 告知手术可能出现的问题 征得受术者同意 → 受术者 施术者 签署知情同意书

- 实施手术 → 遵循《常用计划生育技术常规》 结合"心理疏通"， 降低并发症发生 → 术后认真填写手术记录

- 术后处置 → 交代术后注意事项 进行健康教育 人流术后落实避孕措施 发放健康处方 → 做好术后随访记录健康检查记录

- 定期随访 → 随访可分级采取多样形式 随访内容按服务规范进行 生殖健康检查按服务规范进行 生殖系疾病诊治按妇产科 和计划生育临床诊疗指南进行 → 定期归档备查 数据统计上报

- 避孕节育健康检查 生殖健康检查

计划生育服务对象参与流程

优生、生育、节育、不育、性发育、性和谐、性安全、性功能维护、性心理等	咨询服务
药物、工具、自然方法、节育手术及副反应、并发症防治等	需求选择
详细回答服务人员的提问、清楚手术前检查、检验目的，做好手术前的身体物品准备	选择手术
了解手术过程、理解手术可能产生的副反应、并发症或其他问题，签署同意书	知情同意
放松心情，相信自己能坚持如感疼痛或不适及时讲出来	实施手术
术后遵医嘱休息、营养、清洁和采取避孕。如感不适，及时返诊复查	术后处置
无论有无不适宜，按医嘱定期返诊复查，了解效果，保证健康	定期随访

绝经后妇女宫内节育器取出手术知情同意书

(2008 年版)

姓名：＿＿＿＿＿＿＿＿　性别：＿＿＿＿＿＿　年龄：＿＿＿＿＿＿

因＿＿＿＿＿＿＿＿＿＿＿＿＿＿＿＿＿＿＿＿＿＿＿＿＿＿＿＿＿＿＿＿＿＿＿，
经医患双方讨论拟实施宫内节育器取出手术。

通过咨询我了解到：更年期（围绝经期）的妇女应在绝经后半年至一年内取器。取器时可能有一定困难，会出现取器失败，宫内节育器断裂、残留，必要时需住站手术；取器后阴道可能有少量出血；受术者（患者）在手术（特检、治疗）操作过程中及术后可能发生风险，经本人慎重考虑，同意行宫内节育器取出手术并理解取环可能发生的并发症及副反应：

□感染、出血、腹痛　　　　　□性交痛

□宫颈刺激综合征　　　　　　□尿路刺激症状

□子宫穿孔　　　　　　　　　□术后腹痛

□宫颈撕裂伤　　　　　　　　□白带异常

□不规则阴道出血　　　　　　□外阴瘙痒

□宫颈或宫腔粘连　　　　　　□腰骶疼痛

□手术失败　　　　　　　　　□需再次治疗

□节育器断端残留

我也了解到，该服务机构有抢救物品和预案，万一发生手术意外，医务人员会按技术规范给予医疗服务，最大限度保证我的安全；事后我有权按照法律规定的程序维护我的权利。

结合本人情况，同意施行取出宫内节育器手术。

受术者签名：＿＿＿＿＿＿＿＿　　医生签名：＿＿＿＿＿＿＿＿

日期：＿＿＿＿年＿＿月＿＿日　　日期：＿＿＿＿年＿＿月＿＿日

绝经后妇女宫内节育器取出术记录表

编号：_____ 　　　　　　　　　　　　　高危标记：是、否

　　　　　　　　　　　　　　　　　　　　日期_____年____月____日

姓名_____　年龄_____　家庭住址_____　电话_____

月经史：初潮_____岁　经期/周期_____/_____天　经量（多　中　少）痛经（无　轻　重）

　　　　绝经年龄_____绝经年限_____

生育史：孕/产次____/____人流____次　药流____次　自然流产____次　引产____次

　　　　宫外孕（有　无）　阴道分娩____次　剖宫产____次　葡萄胎（有　无）

　　　　带环受孕（有　无）　现有子女____男____女

避孕史：IUD 放置背景（月经后、引产后、人流后、产后），IUD 放置年限：_____年

　　　　IUD 定位检查（B 超、X 线）

既往史：（高血压、心脏病、糖尿病、其他_____）药物过敏史：_____

体格检查：血压_____/_____mmHg　脉搏_____次/分　体温_____℃　心_____肺_____

妇科检查：外阴_____阴道_____宫颈_____

　　　　　子宫大小_____附件_____

辅助检查：血常规_____白带常规：滴虫_____念珠菌_____清洁度_____

　　　　　心电图_____其他_____

　　　　　　　　　　　　　　　　　　　　　　　　　检查者：_____

- -

取器日期：_____年____月____日　　　取器原因：_____

术前用药情况：_____

术时情况：子宫_____位，宫腔深度_____cm

扩宫口：未从_____号扩至_____号

手术：顺利，困难（详述）_____

出血：无　有：少量、大于100 mL　　腹痛：无　有（轻、中、重）

取出 IUD 种类：_____ IUD：正常　异常（嵌顿　散开　断裂　下移　残留　其他_____）

特殊情况记录_____

术后处理：1. 给药：_____

　　　　　2. 告知术后注意事项（是、否）

预约随访日期：_____年____月____日　　　　　　　手术者_____

女性生殖健康检查工作流程

(2006 年版)

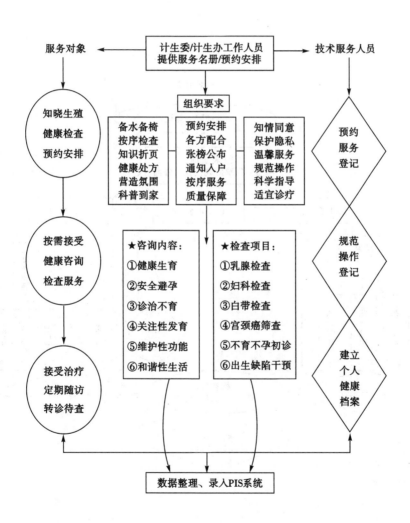

女性生殖健康检查服务流程

女性生殖健康检查服务流程图

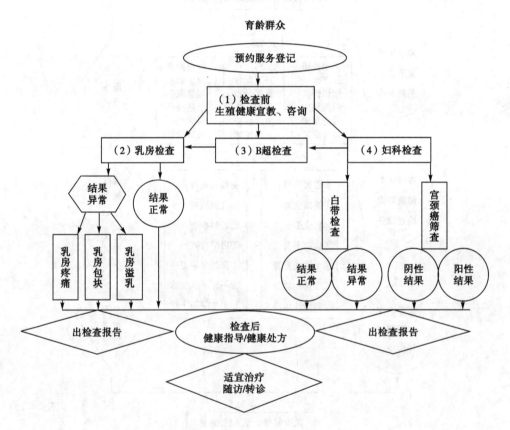

生殖健康检查技术服务现场设置图

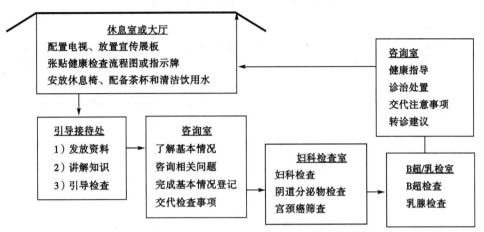

生殖健康检查防治生殖道感染流程图

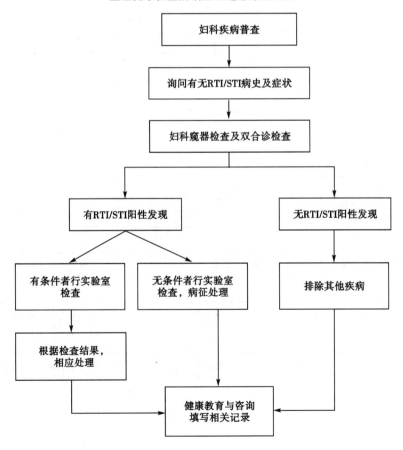

避孕方法选择防治生殖道感染流程图

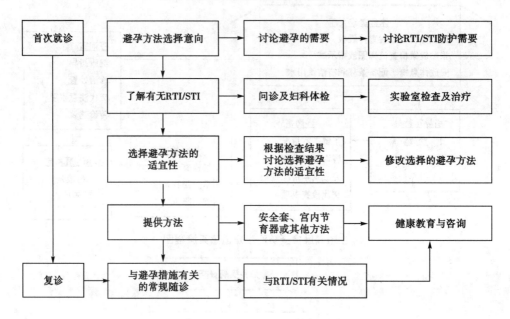

人工流产手术防治生殖道感染流程图

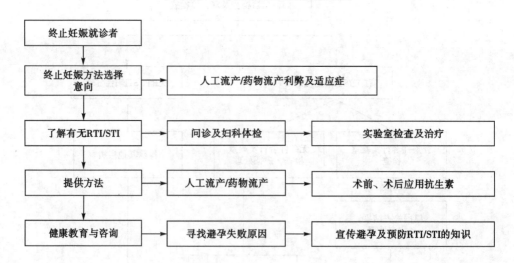

女性生殖健康检查登记表

_____区/县 _____乡镇_____村/街道_____社 育龄妇女微机编号：_____

检查日期：_____年____月____日 检查序号_____ 刮片号_____

姓名_____年龄_____职业_____婚姻状况____避孕节育措施_____

单位/住址_____电话_____

月经史：初潮年龄____岁 经期____天 周期____天 量(多中少)色(红 淡红 暗红 黑)

　　　痛经(重 中 轻 无) 末次月经_____年___月___日 绝经_____年___月

孕产史：结婚年龄_____岁 孕_____次 产_____次 初孕产龄_____岁 人流_____次

　　　药流_____次 引产_____次 自然流产_____次 早产_____次

足月产_____次(顺产、阴道助产、剖腹产) 次妊娠终止时间_____ 终止方式(死胎 死产

新生儿死亡 新生儿畸形 其他) 宫外孕(有 无) 葡萄胎(有 无) 现有子女____男___女

现病史：_____

既往病史：_____

药敏史：_____

乳腺检查：_____

妇科检查：外阴_____阴道____

宫颈：光滑 肥大 息肉(有 无)裂伤(有 无)举痛(有 无)糜烂(Ⅰ° Ⅱ° Ⅲ°)其他____

子宫：位置_____大小_____质地_____活动度_____压痛(有 无)

　　　其他：_____

附件：_____

白带常规：_____

阴道脱落细胞检查：_____

B超：_____

阴道镜检查：_____

诊断：_____

处置意见：_____

　　　　　　　　　　　　　医生签名：_____

随访记录：(日期、治疗效果、现有症状、妇科检查、化验室检查、再次治疗措施、随访签名)

_____

_____

计划生育技术服务项目及规范落实情况评估表

（2012年版）

区县中心：_____　乡镇服务站：_____　项目实施人：_____　联系电话：_____

一、本机构已开展的项目及规范名称（打"√"）

1. 计划生育宣传教育服务规范　2. 避孕节育技术服务规范　3. 免费计划生育药具服务规范　4. 人工流产后计划生育服务规范　5. 生殖健康咨询服务规范　6. 计划生育手术随访服务规范　7. 生殖健康检查服务规范　8. 孕前优生健康检查技术服务规范

二、本机构执业许可的计划生育技术服务项目名称（打"√"）

服务项目名称	评估内容													
	组织管理		经费管理		项目执行							项目效果		
	管理体系	绩效考核落实	经费安排	经费执行	宣传教育	健康咨询	知情选择	健康检查	风险评估	技术服务	随访服务	重点人群干预效果	知晓率满意率	健康改善指标

自评时间：　　年　　月　　日　　　　　评估者：

计划生育技术服务机构现场评估表

（2012 年版）

一、2012 年区县生殖健康中心现场评估记录表

被评估单位：＿＿＿＿＿＿＿＿　评估时间：2012 年＿＿月＿＿日

评估人员签名：＿＿＿＿＿＿　评估人员签名：＿＿＿＿＿＿

（一）标准化规范化建设

●机构环境规范

1. 业务用房建筑面积（＿＿＿＿）平方米

2. 外观颜色达标（是□否□）　　　标识标牌规范（是□否□）

　机构名称规范（是□否□）　　　户外有宣传栏（有□无□）

　阳光公示规范（是□否□）　　　着装被服规范（是□否□）

●科室布局合理

1. 站内按功能设置：

宣传区（有□无□）服务区（有□无□）手术区（有□无□）行政区（有□无□）

2. 各功能区流程合理、标识醒目（是□否□）

3. 检验室面积（　　　）平方米（由检验和管理人员负责检查，将结果填入空格内）

（1）是□否□按功能设置分区，功能区之间有□无□隔离、有□无□标识

（2）有□无□消毒设备、有□无□安全防护，是□否□安装空调

4. 检查室、治疗室设置屏风或遮光帘保护隐私：有□无□

●设备配置（现场核对《机构设备配置一览表》，有打"√"）◆表示孕优设备

1. 检查检验设备

□◆黑白 B 超　　□彩色 B 超　　　□乳腺诊断仪　　□心电图仪

□电子阴道镜　　□宫腔镜　　　　□◆双目显微镜　□◆血球分析仪

□◆尿液分析仪　□◆全自动生化分析仪　□◆化学发光仪　□◆酶标仪

□◆培养箱　　　□◆离心机　　　□◆医用冰箱　　　□◆血液运输箱

□液基细胞(TCT)检测分析仪　　　□精液分析仪

2.手术室设施设备

□负压吸引器□空气消毒设备□输氧设备□无菌物品柜□常用药品柜

●人员配备(核对《机构在岗人员基本情况登记表》,将结果填入空格内)

1.机构人员总数:□□□人,其中有编人员□□□人,有编在岗□□□人;

2.机构技术服务人员总数:□□□人,其中有医学专业□□人;

(执业医师□□名;执业助理医师□□名;执业护士□□名;执业药师□名;

医技人员□名;有《合格证》者□□名;无证人员□□)

3.技术人员中有高级职称□□名、中级□□名、初级□□名、无职称□□名

(有编在岗人员比例＿＿＿%;技术服务人员比例＿＿＿%;高、中、初比例

＿＿＿＿＿＿)

4.配齐孕优人员(由检验和管理人员负责检查,将结果填入空格内)

有资质的检验人员(检验士□名、检验师□名、主管检验师□名、副主任检验师

□);

有妇产科医师(初级□名、中级□名、高级□名);

有男科医师(初级□名、中级□名、高级□名),B超医师□名。

孕优服务外包:□临床全部外包,□临床部分外包,□参与临床外包,□检验全

部外包,□检验部分外包,□录入外包。

●依法执业

1.《计划生育技术服务机构执业许可证》(有□无□)超范围服务(有□无□)

2.《医疗机构执业许可证》(有□无□)　　　　超范围服务(有□无□)

3.《母婴保健执业许可证》(有□无□)　　　　超范围服务(有□无□)

4.抽查三名技术服务人员,核查《合格证》或手术人员的执业资格证。

有效《合格证》(2011—2014)(有□无□)　　　《执业资格证》(有□无□)

超范围跨专业执业(有□无□)　　　　　　　　无证执业(有□无□)

(二)精细化管理

●保障落实(查工资和绩效发放表,核实经费划拨凭证,将划拨金额填入空

格内)

1.机构是□类公益型事业单位

□落实人员基本工资,人均月基本工资□□□□元

□落实绩效工资,人均月绩效工资□□□□元

2. 落实免费计划生育技术服务专项经费(查财政拨款凭证)

(1)免费计生手术费足额划拨到中心(是□否□),1～11月总金额□□□万元

(2)免费生殖健康检查费足额划拨到中心(是□否□)全年总金额□□□万元

(3)孕优项目专项资金足额划拨到中心(是□否□)全年总金额□□□万元

(孕优检查标准:_____元/对)

▲3. 按四项职能任务要求,建立设备更新制度并及时更新:(是 □否□)

▲工作量化

1. 制订了定员、定岗、定责相关文件(是 □否□)

2. 制订了岗位任务与绩效考核标准(是 □否□)

▲绩效考核

1. 制订了机构绩效考核制度(是 □否□)

2. 建立了机构考核方案和绩效考核记录,严格考核(是 □否□)

●联动机制(现场查阅文件、记录、方案或办法,必要时询问服务人员)

1. 发文基层技术指导科(有□无□),明确了指导人员(有□无□)

工作记录(有□无□)(包括指导日期、指导乡镇、指导内容、指导意见建议)

2. 实施区县中心与中心站和普通站联动考核,有考核方案或考核办法(有□无□)

▲人才培养(现场查看规划文件、培训计划和年度统计表、继教证明、工作记录)

1. 发文出台全区县统一的人才培养规划(有□无□)

2. 建立机构年度培训计划(有□无□)、机构年终有培训统计表(有□无□)

3. 全年参加市级进修(____)人次,培训(____)人次,继教证(有□无□)

4. 全年接受乡镇人员的学习进修(____)人次,有培训进修记录(有□无□)

(对乡镇的培训进修内容有:_____)

●质量控制

1. 建立并实施科室管理工作制度(现场查阅核对,有打"√")

□门诊工作制度　　　□咨询室工作制度　　　□检验室工作制度

□医学影像检查室工作制度　　　□药房工作制度　　　□治疗室工作制度

□门诊小手术室工作制度　　　□消毒供应室工作制度

2. 完善计划生育基本技术服务质量管理(现场查阅文件、记录,有打"√")

□质控小组　　　□专人负责　　　□质控记录

3. 完善孕优质量控制制度(现场查阅核对,有打"√")

□孕优风险评估讨论制度　　□孕优风险评估讨论记录

□孕优档案质量自查制度　　□孕优档案质量自查记录

4.手术室布局与消毒隔离(现场查看,有打"√")

(1)进入手术室的路线分别设立:□医护人员通道□受术者通道 □污物通道

(2)手术区内设有:□更衣间□缓冲间□刷手间

(3)手术区域分区标记划分醒目:□无菌区□清洁区□污染区

(4)无菌物品柜设置符合要求 (离地25 cm,天花板50 cm,距墙5 cm)(是□否□)

(5)无菌包上标明

名称□、灭菌日期□、有效期□、责任人□、干燥无过期即不超过7 天□

(6)急救车(箱)内基本抢救物品药品齐全

气管插管包□、血压计□、听诊器□、氧气瓶□

盐酸肾上腺素□、多巴胺□、阿托品□、缩宫素□

(7)麻醉精神药品管理:专人专柜上锁(有□无□)、药品交接与使用记录(有□无□)

(8)消毒供应室单向通行□、污洁分道□、设置 □污染区□清洁区□无菌区

(9)医疗废物处理等制度得到落实

A.医疗废物收集使用黄色专用容器及包装袋,标识清楚　　　　(是□否□)

B.医疗废物按规定分类(5 类)收集　　　　　　　　　　　　(是□否□)

C.损伤性废物收集使用利器盒　　　　　　　　　　　　　　(是□否□)

D.交接登记(科室、日期、品名、质量、交接签名)资料完整　　(是□否□)

E.医疗废物暂存间设置符合要求　　　　　　　　　　　　　(是□否□)

5.技术文书档案管理规范(现场查看,有打"√")

□有管理制度,□有人员管理,□孕优检查档案保管有专柜、分乡镇

(三)落实公共服务职能

●避孕节育

●1.能开展的基本技术服务(现场核实技术服务文书,有打"√")

□宫内节育器放置术　　□宫内节育器取出术　　□皮下埋植剂放置术

□皮下埋植剂取出术　　□输精管结扎术　　　　□输精管吻合术

□输卵管结扎术　　　　□输卵精管吻合术　　　□引产术

□人工流产(□负压吸宫术,□钳刮手术,□药流,□无痛人流术)

□其他医疗服务(请列主要的:_____)

全年开展的计划生育手术种类(＿＿),全年计划生育手术总人次(＿＿)

▲(1)完整填写各项技术文书(随机抽查安环记录5份、人流记录3份、引产记录2份

重点查看:术前检查、诊断、引产观察记录、术后注意事项记录是否填写完整)

门诊记录表＿＿份,完整记录＿＿份;住院病历＿＿份,完整记录＿＿份

●(2)落实辖区群众免费享有计划生育基本技术服务(两种方式核实)

A.电话询问3名服务对象 B.根据免费服务名单,查阅收费凭证及金额

a有□无□; b有□无□; c有□无□。

2.药具畅通服务(现场查看,有打"√")

●(1)□药具展示柜(室)□过期药具;

▲(2)□首次筛查登记制度□药具不良反应监测报告制度:

按规范开展:咨询记录(有□无□)、随访记录(有□无□)

●(3)避孕药具发放登记(查看以下项目是否填写)。

□姓名 □单位 □品名 □规格/单位 □日期 □数量 □效果

▲3.人工流产后计划生育服务;＿＿＿＿＿＿

(避孕方法咨询要点:a.有效性或作用机理 b.特点或优点或缺点 c.副反应和并发症 d.避孕方法正确使用 e.预防性传播疾病 f.回访时间和内容及方法。)

●**生殖健康**

(1)全年公众宣传咨询活动(＿＿)次数,□活动现场照片。

(2)全年专题讲座(＿＿)次数,有讲座记录表(有□无□),覆盖人数(＿＿)。

(3)全年检查次数:(＿＿),全年检查总人次(＿＿)。

(4)有检查记录表(有□无□)结果告知单(有□无□)随访记录(有□无□)。

●**青春健康教育**

1.公众宣传咨询活动次数(＿＿),培训讲座次数＿＿),培训总人次(＿＿)咨询人次(＿＿)

2.健康教育、培训活动记录表及附件((现场查看,有打"√")

□讲义课件□签到表□图片材料□宣传专栏文字材料□知识折页□影视材料

3.有咨询记录表(有□无□)、年度计划(有□无□)、年度总结(有□无□)

●**孕前优生健康检查:**

(1)参检覆盖率(2)家庭档案抽检合格率(3)风险评估准确率(4)室间质评结果

二、2012 年中心服务站现场评估记录表

被评估单位：_____　　评估时间：2012 年____月____日

评估人员签名：_____　　评估人员签名：_____

（一）标准化规范化建设

●机构环境规范

1. 业务用房建筑面积(_____)平方米

2. 外观颜色达标(是□否 □)　　　　标识标牌规范(是□否□)

　 机构名称规范(是□否 □)　　　　户外有宣传栏(有□无□)

　 阳光公示规范(是□否 □)　　　　着装被服规范(是□否□)

●科室布局合理(现场查看,有打"√")

1. 站内按功能设置：

宣传区(有□无□)服务区(有□无□)手术区(有□无□)行政区(有□无□)

2. 检验室

□检验台耐腐、易洗、阻燃　　　　有□无□消毒设备

有□无□安全防护　　　　　　　　是□否□安装空调

检验室能开展血常规(是□否□)尿常规(是□否□)白带常规(是□否□)

有专(兼)职人员(是□否□)检验登记表(有□无□)检验报告单(有□无□)

3. 检查室、治疗室设置屏风或遮光帘保护隐私：有□无□

●设备配置(现场查看,有打"√")

1. 检查检验设备

□B 超诊断仪□乳腺诊断仪□阴道镜□双目显微镜□血球分析仪□尿液分析仪

2. 手术室设备：□负压吸引器□空气消毒设备□输氧设备□无菌物品柜

●人员配备

1. 机构人员总数：□□人,其中有编人员□□人,有编在岗□□人

2. 机构技术服务人员总数：□人,其中有医学专业□人；

(执业医师□名、执助医师□名、执业护士□名、执业药师□名、医技□名

仅有《合格证》者□□名、无证人员□□)

3. 技术人员中有中级□名、初级□□名、无职称□□名；

(有编在岗人员比例____%,技术服务人员比例____%)

4. 从事孕优工作人员(　　)名。

●**依法执业**

1.《计划生育技术服务机构执业许可证》:有□无□， 超范围服务:有□无□

2. 抽查三名技术服务人员,核查《合格证》和手术人员的执业资格证

有效《合格证》(2011—2014)（有□无□）《执业资格证》（有□无□）

超范围执业 （有□无□） 无证执业（有□无□）

（说明:_____）

(二)精细化管理

●**保障落实**(查工资和绩效发放表,核实经费划拨凭证,将划拨金额填入空格内)

1. 机构是□类公益型事业单位

□落实人员基本工资,人均月基本工资□□□□元

□落实绩效工资,人均月绩效工资□□□□元

2. 落实免费计划生育技术服务专项经费

(1)免费计生手术费足额划拨到服务站(是□否□),全年总金额□□□万元

(2)免费生殖健康检查费足额划拨到服务站(是□否□)全年总金额□□□万元

▲**工作量化**

1. 制订了定员、定岗、定责相关文件(是□否□)

2. 制订了岗位任务与绩效考核标准(是□否□)

▲**绩效考核**

1. 制订了机构绩效考核制度(是 □否□)

2. 建立了机构考核方案和绩效考核记录,严格考核(是 □否□)

●**联动机制**

业务辐射(____)个普通站,全年服务覆盖乡镇数(____)个、村居(____)个

●**人才培养**

▲1. 全年参加上级进修(____)人次,培训(____)人次,有继教证书(是□否□)

●2. 全年对专干培训次数(____),培训(____)人次,有专干培训记录(是□否□)

（对专干培训进修内容:_____）

●**质量控制**

1. 手术室布局与消毒隔离(现场查看,有打"√")

(1)进入手术室的路线分别设立:□医护人员通道　□受术者通道　□污物通道

(2)手术区内设有:□更衣间□缓冲间□刷手间

(3)手术区域分区标记划分醒目:□无菌区□清洁区□污染区

(4)无菌物品柜设置符合要求（离地25 cm,天花板50 cm,距墙5 cm）（是□否□）

(5)无菌包上标明

名称□　灭菌日期□　有效期□　责任人□　干燥无过期即不超过7天□

(6)急救车(箱)内基本抢救物品药品齐全

气管插管包□　血压计□　听诊器□　氧气瓶□

盐酸肾上腺素□　多巴胺□　阿托品□　缩宫素□

(7)麻醉精神药品管理:药品交接与使用记录(有□无□)

(8)医疗废物处理等制度得到落实

A.医疗废物收集使用黄色专用容器及包装袋,标识清楚　　　　（是□否□）

B.医疗废物按规定分类(5类)收集　　　　　　　　　　　　（是□否□）

C.损伤性废物收集使用利器盒　　　　　　　　　　　　　　（是□否□）

D.有交接登记(科室、日期、品名、重量、交接签名、最终处理方式)

　　　　　　　　　　　　　　　　　　　　　　　　　　　（是□否□）

2.统一规范技术服务文书(现场查看,有打"√")

□接诊服务记录(门诊登记册)□手术知情同意书□手术记录表□随访记录

□健康处方□首次使用药具筛选标准表□计划生育药具严重不良反应个例报告表

□避孕药具发放随访登记册□女性生殖健康检查记录表□咨询记录表

□青春健康教育、培训活动记录表

3.技术文书档案管理规范(现场查看,有打"√")

□制订管理制度□专(兼)职人员管理□档案专柜

(三)落实公共服务职能

●避孕节育

1.能开展的基本技术服务(现场核实技术服务文书,有打"√")

□宫内节育器放置术　　　□宫内节育器取出术　　　□皮下埋植剂放置术

□皮下埋植剂取出术　　　□输精管结扎术　　　　　□输卵管结扎术

□人工流产(□负压吸宫术□钳刮手术□药流)

□生殖健康检查　　□孕前优生健康检查(服务项目:＿＿＿＿＿＿＿＿＿＿＿)
□其他医疗服务(请列主要的:＿＿＿＿＿＿＿＿＿＿＿＿＿＿＿＿＿)
全年开展的计划生育手术种类(＿＿),全年计划生育手术总人次(＿＿)

▲(1)完整填写各项技术文书□

随机抽查安环记录5份,重点查看术前检查、诊断、术后注意事项记录是否填写完整

●(2)落实辖区群众免费享有计划生育基本技术服务(两种方式核实)

A.电话询问3名服务对象　B.根据免费服务名单,查阅收费凭证及金额。

a.有□无□　b.有□无□　c.有□无□。

2.药具畅通服务(现场核实技术服务文书,有打"√")

●(1)□药具展示柜(室)　□过期药具

▲(2)□首次筛查登记制度　□药具不良反应监测报告制度

●(3)避孕药具发放登记(项目完整)

□姓名　□单位　□品名　□规格/单位　□日期　□数量　□效果

按规范开展:咨询记录(有□无□)　随访记录(有□无□)

●(二)生殖健康

(1)全年公众宣传咨询活动(＿＿)次数,活动现场照片(有□无□)

(2)全年专题讲座(＿＿)次数,有讲座记录表(有□无□),覆盖人数(＿＿)

(3)全年检查次数:(＿＿),全年检查总人次(＿＿＿),

(4)有检查记录表(有□无□)　结果告知单(有□无□)　随访记录(有□无□)

●(三)青春健康教育

1.公众宣传咨询活动次数(＿＿),培训讲座次数(＿＿),培训总人次(＿＿)咨询人次(＿＿)

2.健康教育、培训活动记录表及附件(现场查看,有打"√")

□讲义课件□签到表□图片材料□宣传专栏文字材料□知识折页□影视材料

3.有咨询记录表(有□无□)、年度计划(有□无□)、年度总结(有□无□)

▲(四)孕前优生

孕优检查告知书发放登记(有□无□)、随访记录(有□无□)

计划生育技术服务操作考核表（2008 年版）

宫内节育器放置术操作考核表（一）

考核日期＿＿＿＿　　单位名称＿＿＿＿　　被考核者姓名＿＿＿＿　　职称＿＿＿＿

总扣分＿＿＿＿　　实得分＿＿＿＿　　考核人员签名＿＿＿＿　　考核者签名＿＿＿＿

考核项目	分值	扣分项目（分值）
术前了解病史及术前准备	5	生育史(0.5)、月经史(0.5)、节育措施(0.5)、过去疾病史及手术史(0.5)、末次月经(1)、当时体温心肺等情况(1)、有关化验结果(1)
术前咨询和签署同意书	3	临术前排空膀胱(1)、解除术前思想顾虑(1)、手术同意书夫妇双方知情签字(1)
衣鞋穿着	1	刷手衣裤(0.5)、鞋(0.5)
戴帽	1	露发、露耳环(1)
戴口罩	1	露鼻(0.5)、露下颌(0.5)
手指整洁	1	未修剪、涂指甲油或戴戒指(1)
外阴、阴道擦洗及冲洗步骤	5	擦洗液和冲洗液浓度及量(1)、外阴擦洗步骤(1)、冲洗步骤(1)、撤臀垫、换无菌臀垫(1)、阴道无残余黏液(1)
刷手	5	顺序(1.5)、时间(2)、范围(1.5)
戴袖套、手套	2	戴袖套(0.5)、取袖套(0.5)、戴手套(0.5)、取手套(0.5)

得分：

扣分说明：

宫内节育器放置术操作考核表（二）

考核日期＿＿＿＿＿　　单位名称＿＿＿＿＿　　职称＿＿＿＿＿

总扣分＿＿＿＿＿　　实得分＿＿＿＿＿　　被考核者姓名＿＿＿＿＿　　考核人员签名＿＿＿＿＿

考核项目	穿腿套铺巾			妇科检查					放窥具消毒阴道宫颈				钳夹宫颈		探宫腔		扩宫颈					放置步骤						
分值	4			4					5				2		2		5					25						
	2	1	1	0.5	0.5	1	1	1	0.5	0.5	2	2	1	1	1	1	1	1	1	1	1	3	3	7	3	3	3	3
扣分项目	穿腿套	再铺无菌臀垫	铺孔巾	查子宫位置	子宫大小及附件	检查姿势正确	脱去第3只手套或换手套	操作规范	放窥具	擦净黏液和积液	消毒阴道2次	消毒宫颈及颈管	过深过浅	滑脱撕裂	持探针姿势	探入手法	跳号	持扩张器姿势	轻巧度	扩张器接触阴道	扩张活度	出示节育器	持器姿势和方法	放器步骤	退出放置器姿势	器械接触阴道壁	节育器接触阴道壁或手	处理尾丝
得分																												
扣分说明																												

宫内节育器放置术操作考核表（三）

考核日期 _____　　单位名称 _____　　被考核者姓名 _____　　职称 _____

总扣分 _____　　实得分 _____　　考核人员签名 _____

考核项目	手术区污染 4				器械台整洁 3			术后告知 4		手术技巧 10			填写手术记录 4		
分值	0.5	1	1	1.5	1	1	1	2	2	4	3	4	1	1	2
扣分项目	污染1次已注意	污染1次未注意	污染2次未注意	污染多次未注意	器械台不清洁被污染	器械安放不整齐	清洁器械与用过器械混杂	注意事项	随访	轻巧度	稳准快	无废动作	完整	整洁	规范
得分															
扣分说明															

负压吸宫术操作考核表（一）

考核日期＿＿＿＿　单位名称＿＿＿＿　职称＿＿＿＿

总扣分＿＿＿＿　实得分＿＿＿＿　被考核者姓名＿＿＿＿　考核人员签名＿＿＿＿

考核项目	分值	扣分项目（扣分值）
术前了解了病史及术前准备	5	生育史（0.5）；月经史、节育措施（0.5）；过去疾病史及手术史、未次月经（0.5）；当时体温心肺等情况（0.5）；有关化验结果（1）；临术前排空膀胱（1）
术前咨询和签署同意书	3	解除思想顾虑（1）；夫妇双方知情同意（1）；手术同意书签字（1）
衣鞋穿着	1	刷手衣裤、鞋（0.5、0.5）
戴帽	1	露发、露耳环（0.5、0.5）
戴口罩	1	露鼻、露下颌（0.5、0.5）
手指整洁	1	未修剪、涂指甲油或戴戒指（0.5、0.5）
外阴、阴道擦洗及冲洗步骤	5	擦洗及冲洗液浓度及量（1）；擦洗步骤（1）；冲洗步骤（1）；撤臀垫换无菌臀垫（1）；阴道无残余黏液（1）
刷手	5	顺序（1.5）；范围（1.5）；时间（2）
戴袖套、手套	4	取袖套（0.5）；戴袖套（0.5）；取手套（0.5）；戴手套（0.5）、（2）
铺巾	4	铺孔巾（1）；再铺无菌臀垫（1）；穿腿套（2）

得分	
扣分说明	

负压吸宫术操作考核表（二）

考核日期____　　单位名称____　　被考核者姓名____

总扣分____　　实得分____　　考核人员签名____　　职称____

考核项目	分值	扣分项目	分值	得分	扣分	说明
妇科检查	4	脱去第3只手套或换手套	1			
		查子宫位置	0.5			
		子宫大小及附件	0.5			
		检查姿势	1			
		操作规范	1			
放窥具消毒宫颈	5	放窥具	0.5			
		拭净阴道积液及黏液	0.5			
		消毒阴道2次	2			
		消毒宫颈及颈管	1			
钳夹宫颈	2	过深过浅	1			
		滑脱断裂	1			
探宫腔	2	持探针姿势	1			
		探入手法	1			
扩宫颈	5	持扩张器姿势	1			
		跳号	1			
		轻巧度	1			
		扩张器接触阴道壁	1			
		扩张活度	1			
选择吸管	1	过大过小	1			
试负压	1	未试	1			
不带负压进出宫腔	5	带负压进宫腔1次及以上	1.5			
		带负压出宫腔1次及以上	1			
		吸管接触阴道壁	2			
吸头进出次数	3	～5次	0.5			
		不小于6次	0.5			

负压吸宫术操作考核表（三）

考核日期 _____　　单位名称 _____　　被考核者姓名 _____　　职称 _____

总扣分 _____　　实得分 _____　　考核人员签名 _____

考核项目（分值）	扣分项目	分值
吸宫程序（8）	吸宫手法　负压最大压力≤500 mmHg	2
	调正后负压≤300 mmHg	2
	轻刮双宫角	2
	已无刮出物再刮多刮	1
检查吸出组织物（5）	检查绒毛	2
	测量准确	1.5
	可疑时送病理	1.5
探术后宫腔（2）	持探针姿势	1
	探入手法	1
检查出血量（4）	测出血量	2
	出血＜200 mL	2
手术区污染（4）	污染1次已注意	0.5
	污染1次未注意	1
	污染2次未注意	1
	污染多次未注意	1.5
器械台整洁（3）	器械台不清洁被污染	1
	器械摆放不整齐	1
	清洁器械与用过器械混杂	1
术后告知（4）	注意事项	2
	随访时间	2
手术技巧（10）	轻巧度	4
	稳准快	4
	无废动作	2
填写手术记录（4）	完整	1
	整洁	1
	规范	2

得分：

扣分说明：

中期引产羊膜腔内穿刺术操作考核表（一）

考核日期＿＿＿＿　　　　单位名称＿＿＿＿　　　　被考核者姓名＿＿＿＿　　　　职称＿＿＿＿

总扣分＿＿＿＿　　　　　实得分＿＿＿＿　　　　　考核人员签名＿＿＿＿

考核项目	总分	扣分项目（分值）
术前了解病史及术前准备	5	生育史 0.5；月经史 0.5；节育措施 0.5；过去疾病史及手术史 0.5；末次月经 0.5；当时体温心肺等情况 0.5；有关化验结果 1；临术前排空膀胱 1；解除思想顾虑 1
术前咨询和签署知情同意书	3	手术同意书签字 1；夫妇双方知情 1
衣鞋穿着	1	刷手衣裤 0.5；鞋 0.5
戴帽	1	戴耳环 0.5；露发 0.5
戴口罩	1	露下颌 0.5；露鼻 0.5
手指整洁	1	涂指甲油或戴戒指 0.5；未修剪 0.5
刷手	5	时间 2；范围 1.5；顺序 1.5
腹部消毒	8	操作范围 2；消毒步骤 2；消毒液浓度 2
穿手术衣	2	穿手术衣或戴套袖 1；取手术衣或取套袖 1
戴手套	2	戴手套 1；取手套 1
铺巾	4	铺孔巾 4
确认膀胱排空	3	已排尿 3

得分　　　

扣分说明

中期引产羊膜腔内穿刺术操作考核表（二）

考核日期____　　单位名称____　　被考核者姓名____　　职称____

总扣分____　　实得分____　　考核人员签名____

考核项目	总分	扣分项目（扣分值）	得分	扣分说明
选择穿刺点	10	选择部位 5；选择适当 5		
穿刺技巧及次数	10	穿刺手法 2；轻巧度 2；稳准快 2；一次成功 4		
羊水回抽	10	羊水颜色 3；回抽次数 3；有血液溢出 2；更换穿刺点 2		
注药	8	药浓度 4；注药量 4		
手术区污染	4	污染1次已经注意 0.5；污染1次未注意 1；污染2次未注意 1；污染多次未注意 1.5		
器械台整洁	3	器械台不清洁被污染 1；器械摆放不整齐 1；无菌器械与用过器械混杂 1		
术后告知	10	注意事项 8；随访时间 2		
手术技巧	10	轻巧度 4；稳准快 3；无废动作 4		
填写手术记录	4	完整 1；整洁 1；规范 2		

经腹输卵管复通术操作考核表（一）

考核日期＿＿＿＿　　单位名称＿＿＿＿　　被考核者姓名＿＿＿＿　　职称＿＿＿＿

总扣分＿＿＿＿　　实得分＿＿＿＿　　考核人员签名＿＿＿＿

考核项目	分值	扣分项目（分值）	得分	扣分说明
术前了解病史及术前准备	5	生育史（0.5）、月经史/末次月经（0.5）、过去疾病史及手术史/节育手术史（0.5）、当时体温心肺等情况（0.5）、有关化验结果（1）、临术前排空膀胱（1）		
术前咨询和签署知情同意书	3	手术同意书签字（1）、夫妇双方知情情况（1）、解除思想顾虑（1）		
衣鞋穿着	1	刷手衣裤（0.5）、鞋（0.5）		
戴帽	1	露发（0.5）、戴耳环（0.5）		
戴口罩	1	露鼻（0.5）、露下颌（0.5）		
手指整洁	1	未修剪（0.5）、涂指甲油或戴戒指（0.5）		
刷手	5	顺序（1.5）、范围（1.5）、时间（2）、消毒液浓度（2）		
腹部消毒	8	操作步骤（2）、范围（2）、消毒液浓度（2）、时间（2）		
穿手术衣	2	穿手术衣（2）、取手术衣（1）		
戴手套	2	戴手套（2）、取手套（2）		
铺巾和大单	4	铺有孔大单（2）、铺巾顺序（2）		

经腹输卵管复通术操作考核表（二）

考核日期_____　　单位名称_____　　被考核者姓名_____　　职称_____

总扣分_____　　实得分_____　　考核人员签名_____

考核项目	确认膀胱排空	切口选择	麻醉		切开腹壁		吻合步骤 左10				右10				止血技巧和出血量		清点器械敷料	
分值	2	2	4		4		10				10				3		3	
分值	2	2	2	2	2	2	4	4	1	1	4	4	1	1	1.5	1.5	1.5	1.5
扣分项目	已排尿	适当	麻醉方法	麻醉操作	步骤	操作	步骤	操作	稳准轻巧	防术后粘连	步骤	操作	稳准轻巧	防术后粘连	止血轻巧	测出血量	器械	纱布
得分																		
扣分说明																		

经腹输卵管复通术操作考核表（三）

考核日期＿＿＿＿＿＿　单位名称＿＿＿＿＿＿　被考核者姓名＿＿＿＿＿＿　职称＿＿＿＿＿＿

总扣分＿＿＿＿＿＿　实得分＿＿＿＿＿＿　考核人员签名＿＿＿＿＿＿

考核项目	缝合腹壁伤口		手术区污染				器械台整洁			术后告知		手术技巧			填写手术记录		
总分	4		4				3			4		10			4		
	2	2	0.5	1	1	1.5	1	1	1	2	2	4	4	2	1	1	2
扣分项目	步骤	操作	污染1次已经注意	污染1次未注意	污染2次未注意	污染多次未注意	器械台不清洁被污染	器械摆放不整齐	无菌器械与用过器械混杂	注意事项	随访时间	轻巧度	稳准快	无废动作	完整	整洁	规范
得分																	
扣分说明																	

输精管绝育术操作考核表（一）

考核日期＿＿＿＿　　单位名称＿＿＿＿　　职称＿＿＿＿

总扣分＿＿＿＿　　实得分＿＿＿＿　　被考核者姓名＿＿＿＿

考核人员签名＿＿＿＿

考核项目	分值	扣分项目（分值）	得分	扣分说明
术前了解病史及术前准备	5	严格选择手术适应证（1）；过去疾病史及手术史（1）；当时体温心肺等情况（1）；有关化验结果（1）；备皮清洗阴囊等（1）		
术前咨询和签署知情同意书	3	告之手术成功率等（1）；夫妇双方知情（1）；手术同意书签字（1）		
衣鞋穿着	1	刷手衣裤（0.5）；鞋（0.5）		
戴帽	1	露发（1）		
戴口罩	1	露鼻（0.5）；露下颌（0.5）		
手指整洁	1	未修剪（0.5）；涂指甲油或戴戒指（0.5）		
刷手	5	顺序（1.5）；范围（1.5）；时间（2）		
消毒手术	4	消毒液浓度（1）；程序（1）；范围（1）；操作（1）		
戴手套	2	取手套（1）；戴手套（1）		
铺巾	4	阴囊下垫消毒手巾（2）；铺无菌孔巾暴露阴囊（2）		

输精管绝育术操作考核表（二）

考核日期 ＿＿＿＿　　单位名称 ＿＿＿＿　　职称 ＿＿＿＿

总扣分 ＿＿＿＿　　实得分 ＿＿＿＿　　被考核者姓名 ＿＿＿＿　　考核人员签名 ＿＿＿＿

考核项目	分值	扣分项目	得分	扣分说明
固定输精管	2	于阴囊皮下固定 2		
切口选择	2	适当 2		
麻醉	4	麻醉操作 麻药用量 2		
挤压麻药皮丘	3	减轻皮肤肿胀 3		
扎管步骤 左	16	操作 8；直视钳穿法或传统方法的步骤 8		
扎管步骤 右	16	操作 8；同法结扎步骤 8		
止血技巧和出血量	3	止血稳准轻巧 1.5；测出血量 1.5		
处理伤口	4	输精管复位 2；皮肤伤口对合可贴合固定 2		
手术污染区	4	污染2次未注意 2；污染1次未注意 1.5；污染1次已经注意 0.5		
器械台整洁	3	无菌器械与用过器械混杂 1；器械摆放不整齐 1；器械台不清洁被污染 1		
术后告知	4	随访时间 2；注意事项 2		
手术技巧	10	无废动作 4；稳准快 3；轻巧度 4		
填写手术记录	4	规范 2；整洁 1；完整 1		

经腹输卵管绝育术操作考核表（一）

考核日期____　　单位名称____　　被考核者姓名____

总扣分____　　　实得分____　　　考核人员签名____　　职称____

考核项目	分值	扣分项目（扣分值）	得分	存在问题说明
术前了解病史及术前准备	5	生育史(0.5)、月经史(0.5)、末次月经(0.5)、避孕措施(0.5)、过去疾病史及手术史(0.5)、当时体温心肺等情况(0.5)、有关化验结果(1)、临术前排空膀胱(1)		
术前咨询和签署知情同意书	3	解除思想顾虑(1)、夫妇双方知情愿意(1)、手术同意书签字(1)		
衣鞋穿着	1	鞋(0.5)、刷手衣裤(0.5)		
戴帽	1	露发(0.5)、戴耳环(0.5)		
戴口罩	1	露鼻(0.5)、露下颌(0.5)		
手指整洁	1	未修剪(0.5)、涂指甲油或戴戒指(0.5)		
刷手	5	顺序(1.5)、范围(1.5)、时间(2)		
腹部消毒	8	消毒液浓度(2)、范围(2)、步骤(2)、操作(2)		
穿手术衣	2	穿手术衣(1)、取手术衣(1)		
戴手套	2	戴手套(1)、取手套(1)		
铺巾和大单	4	铺巾顺序(2)、铺有孔大单(2)		

经腹输卵管绝育术操作考核表(二)

考核日期＿＿＿＿　单位名称＿＿＿＿　被考核者姓名＿＿＿＿　职称＿＿＿＿

总扣分＿＿＿＿　实得分＿＿＿＿　考核人员签名＿＿＿＿

考核项目	确认膀胱排空	切口选择	麻醉		切开腹腔		取管技巧及次数（左）				取管技巧及次数（右）				观察至全部（左）		观察至全部（右）	
分值	2	2	4		4		4				4				2		2	
	2	2	2	2	2	2	1	0.5	1	1.5	1	0.5	1	1.5	1	1	1	1
扣分项目	已排尿	适当	麻醉方法	麻醉操作	步骤	操作	稳准轻巧	一次取管	二次取管	二次以上取管	稳准轻巧	一次取管	二次取管	二次以上取管	提出输卵管查伞端	检查卵巢	提出输卵管查伞端	检查卵巢
得分																		
扣分说明																		

考核日期＿＿＿　单位名称＿＿＿　职称＿＿＿

总扣分＿＿＿　实得分＿＿＿　被考核者姓名＿＿＿

考核人员签名＿＿＿

经腹输卵管绝育术操作考核表（三）

考核项目	扎管步骤（左）		扎管步骤（右）		止血技巧和出血量		清点器械敷料		缝合腹壁伤口		手术区污染				器械台整洁			术后告知		手术技巧			填写手术记录		
分值	4		4		3		3		4		4				3			4		10			4		
	2	2	2	2	1.5	1.5	1.5	1.5	2	2	0.5	1	1	1.5	1	1	1	2	2	4	3	4	1	1	2
扣分项目	手术操作步骤		手术操作步骤		止血稳准轻巧	测出血量	器械	纱布	操作步骤		污染1次已经注意	污染1次未注意	污染2次未注意	污染多次未注意	器械台不清洁被污染	器械摆放不整齐	无菌器械与用过器械混杂	注意事项	随访时间	轻巧度	稳准快	无废动作	完整	整洁	规范
得分																									
扣分说明																									

考核日期＿＿＿＿＿＿　单位名称＿＿＿＿＿＿　被考核者姓名＿＿＿＿＿＿　职称＿＿＿＿＿＿

总扣分＿＿＿＿＿＿　实得分＿＿＿＿＿＿　考核人员签名＿＿＿＿＿＿

皮下埋植避孕剂放置术操作考核表（一）

考核项目	分值	扣分项目	分值	得分	扣分说明
术前了解病史及术前准备	5	生育史	0.5		
		月经史	0.5		
		节育措施	0.5		
		过去疾病史及手术史	0.5		
		末次月经	0.5		
		当时体温心肺等情况	0.5		
		有关化验结果	1		
		临术前排空膀胱	1		
术前咨询和签署同意书	3	解除思想顾虑	1		
		夫妇双方知情	1		
		手术同意书签字	1		
着衣	1	刷手衣裤	0.5		
		鞋	0.5		
戴帽	1	露发	0.5		
		露耳环	0.5		
戴口罩	1	露鼻	0.5		
		露下颌	0.5		
手指整洁	1	涂指甲油或戴戒指	0.5		
		未修剪	0.5		
戴袖套、手套	6	取袖套	1.5		
		戴袖套	1.5		
		取手套	1.5		
		戴手套	1.5		
手臂皮肤消毒	8	消毒液浓度	2		
		消毒步骤	2		
		范围	2		
		操作	2		

皮下埋植避孕剂放置术操作考核表（二）

考核日期＿＿＿　　单位名称＿＿＿　　被考核者姓名＿＿＿　　职称＿＿＿

总扣分＿＿＿　　实得分＿＿＿　　考核人员签名＿＿＿

考核项目	铺巾		手术台准备				打开皮埋剂	局部麻醉				埋植手术							手术后处理			
分值	4		4				2	10				30							4			
扣分项目	铺巾	铺孔巾	摆放手术器械	清点皮埋剂根数	向受术者展示皮埋剂	说明种类使用年限	清点皮埋剂数目	询问麻醉药物过敏史	查麻醉药物过敏试验	麻醉方式	麻醉分布深度	切口部位选择6~8cm	切口方式正确	使用套管针方式	埋植剂分布及深度	进入退出套管针手法	伤口处理	无菌操作	告诉注意事项	小时禁止性交	术后用药合理	告诉随访
	2	2	1	1	1	1	2	2	2	3	3	2	2	6	6	6	4	4	1	1	1	1
得分																						
扣分说明																						

皮下埋植避孕剂放置术操作考核表（三）

考核日期_____　单位名称_____　被考核者姓名_____　职称_____

总扣分_____　实得分_____　考核人员签名_____

考核项目	手术区污染				器械台整洁			术后告知		手术技巧		填写手术记录		
分值	4				4			4		4		4		
扣分项目	污染1次已注意（1）	污染1次未注意（1）	污染2次未注意（1）	污染多次未注意（1）	器械台不清洁被污染（1）	器械安放不整齐（1）	清洁器械与用过器械混杂（2）	注意事项（2）	随访（2）	轻巧度（2）	稳准快（2）	完整（血压、体重、妇检、电话）（1）	整洁（1）	规范（2）
得分														
扣分说明														

皮下埋植避孕剂取出术操作考核表（一）

考核日期_____ 单位名称_____ 被考核者姓名_____ 职称_____

总扣分_____ 实得分_____ 考核人员签名_____

考核项目	术前了解病史及术前准备								术前咨询和签署同意书			衣着		戴帽		戴口罩		手指整洁		戴袖套、手套				手臂皮肤消毒				检查皮埋部位	
分值	5								3			2		2		2		2		2				8				6	
扣分项目	生育史	月经史	节育措施	过去疾病史及手术史	末次月经	当时体温心肺等情况	有关化验结果	临术前排空膀胱	解除思想顾虑	夫妇双方知情	手术同意书签字	刷手衣裤	鞋	露发	露耳环	露鼻	露下颌	未修剪	涂指甲油或戴戒指	戴袖套	取袖套	取手套	戴手套	消毒液浓度	消毒步骤	范围	操作	检查皮埋剂深度	检查分布
	0.5	0.5	0.5	0.5	0.5	0.5	1	1	1	1	1	1	1	1	1	1	1	1	1	0.5	0.5	0.5	0.5	2	2	2	2	3	3
得分																													
扣分说明																													

皮下埋植避孕剂取出术操作考核表（二）

考核日期＿＿＿＿　单位名称＿＿＿＿　被考核者姓名＿＿＿＿　职称＿＿＿＿

总扣分＿＿＿＿　实得分＿＿＿＿　考核人员签名＿＿＿＿

考核项目	铺巾		手术台准备				检查皮埋部位		局部麻醉				取出埋植剂手术							手术后处理			
分值	4		4				6		10				30							4			
扣分项目	铺巾	铺孔巾	摆放手术器械	清点皮埋剂根数	向受术者展示皮埋剂	说明种类使用年限	检查皮埋剂深度	检查分布	询问麻醉药物过敏史	查麻醉药物过敏试验	麻醉方式	麻醉分布深度	切口部位选择	切口方式正确	使用器械方式	分离皮下组织方式	止血	伤口处理	无菌操作	告诉注意事项	需要避孕	术后用药合理	告诉随访
（分值）	2	2	1	1	1	1	3	3	2	2	3	3	4	2	6	6	6	2	4	1	1	1	1
得分																							
扣分说明																							

皮下埋植避孕剂取出术操作考核表（三）

考核日期_____　单位名称_____　被考核者姓名_____　职称_____

总扣分_____　实得分_____　考核人员签名_____

考核项目	手术区污染				器械台整洁			术后告知				手术技巧		填写手术记录		
分值	4				3			4				2		3		
	1	1	1	1	1	1	1	1	1	1	1	1	1	1	1	1
扣分项目	污染1次已注意	污染1次未注意	污染2次未注意	污染多次未注意	器械台不清洁被污染	器械安放不整齐	清洁器械与用过器械混杂	注意事项	需要避孕	术后用药合理	随访	轻巧度	稳准快	完整	整洁	规范
得分																
扣分说明																

药物流产术操作考核表（一）

考核日期＿＿＿＿　　单位名称＿＿＿＿　　职称＿＿＿＿

总扣分＿＿＿＿　　实得分＿＿＿＿　　被考核者姓名＿＿＿＿

考核人员签名＿＿＿＿

考核项目	分值	扣分项目	分值	得分	扣分说明
术前了解病史及术前准备	5	生育史	0.5		
		月经史	0.5		
		节育措施	0.5		
		过去疾病史及手术史	0.5		
		未次月经	0.5		
		当时体温心肺等情况	0.5		
		有关化验结果	1		
		术前排空膀胱	1		
术前咨询和签署同意书	3	解除思想顾虑	1		
		夫妇双方知情	1		
		手术同意书签字	1		
着衣	2	刷手衣裤	1		
		鞋	1		
戴帽	2	露发	1		
		露耳环	1		
手指整洁	2	未修剪	1		
		涂指甲油或戴戒指	1		
接纳程序	16	讲明用药方法	4		
		用药效果不良反应	2		
		询问药物过敏史	2		
		查看全部化验单（血型）及B超报告	3		
		确定服药日期	2		
		告知注意事项	3		
		告知随访日期	2		
服用米索前列醇治疗程序	8	治疗前检查（体温、脉搏、血压）	2		
		询问服米非司酮后反应	1		
		交代当日的服药方法	1		
		检查受试者胚囊排除情况及阴道出血量	2		
		告知随访及注意事项	2		

药物流产术操作考核表（二）

考核日期＿＿＿＿　　单位名称＿＿＿＿　　被考核者姓名＿＿＿＿　　职称＿＿＿＿

总扣分＿＿＿＿　　实得分＿＿＿＿　　考核人员签名＿＿＿＿

考核项目	分值	扣分项目	分值	得分	扣分说明
留站观察项目	16	观察体温脉搏血压	2		
		观察服药后不良反应	3		
		检查出血量	2		
		对出血多等特殊情况应急处理	3		
		对未排囊者预约B超一周内随访	2		
		填写药物流产记录	2		
		流产后带药	2		
流产后告知注意事项	16	按时服药，不漏服	2		
		阴道流血后大小便使用专用便器	3		
		观察有无组织物排出，应及时送检	3		
		胚囊排出后3周仍有阴道出血应就诊	2		
		药流至转经前禁止性交，转经后及时落实避孕措施	2		
		随时注意鉴别异位妊娠、葡萄胎等疾病，防止漏诊	2		
		流产后休息2周	2		
两周随访	10	询问出血量及一般情况	2		
		妇科检查	4		
		辅助检查处理	1		
		告知注意事项	1		
		告知一个月内禁止性交	1		
		预约随访日	1		
6周随访	10	询问出血及一般情况	2		
		询问末次月经	1		
		妇科检查	3		
		辅助检查处理	2		
		避孕宣教	1		
		流产效果评定	1		
填写手术记录	10	完整	3		
		整洁	3		
		规范	4		

计划生育技术服务咨询指导考核表

考核日期＿＿＿＿＿＿＿＿＿　　单位名称＿＿＿＿＿＿＿＿＿＿

被考核者姓名＿＿＿＿＿＿＿　　职　称＿＿＿＿＿＿＿＿＿＿

总扣分＿＿＿＿　实得分＿＿＿＿　考核人员签名＿＿＿＿＿＿＿＿

考核项目	观察内容	分值	评分	扣分原因
建立和谐氛围20分	态度亲切并有礼貌的欢迎服务对象	3		
	为服务对象提供方便	2		
	主动介绍自己	2		
	保证对服务对象的隐私保密	4		
	尊重服务对象的价值观,不妄加评判	4		
	适当解释谈话中可能谈及的问题,消除服务对象的紧张情绪	3		
	服饰整洁庄重	2		
咨询步骤及内容30分	询问来诊所目的	1		
	询问咨询对象关心的问题	2		
	询问咨询对象的需求	2		
	询问与生殖健康相关问题	2		
	了解过去史及避孕史	2		
	了解服务对象已经掌握的知识情况	1		
	介绍各种避孕方法	2		
	适应证禁忌证	2		
	使用方法	2		
	各种方法的优缺点	2		
	停用的医学指征	2		
	使用时间年限	2		
	注意事项及不良反应	2		
	鼓励服务对象自主决定和知情选择	2		
	了解服务对象执行决定存在的困难并提出建议	2		
	制订随访计划	2		

续表

考核项目	观察内容	分值	评分	扣分原因
咨询技巧及能力20分	认真倾听	3		
	不断探究和获取病史能力	4		
	良好的沟通能力,确保理解服务对象提供的信息	4		
	用服务对象能够理解的语言表达,确保服务对象理解	4		
	鼓励服务对象提出问题和顾虑	3		
咨询知识结构20分	医学基本知识	8		
	专业知识(咨询过程中涉及的计划生育、生殖保健、性病预防等方面知识)	12		
咨询记录10分	记录准确	5		
	记录完整	5		

总分:

计划生育技术服务机构管理评估表

评估日期＿＿＿＿　单位名称＿＿＿＿　评估人员签名＿＿＿＿

总得分＿＿＿＿　实得分＿＿＿＿

评估项目	主管领导		总结计划		机构人员资格		人员结构		法规文件工作规范规章制度		质量管理与持续改进		信息资料		预防站内感染			服务项目设置	便民服务措施与可及性				
分值	10		10		10		10		10		10		10		10			10	10				
	5	5	5	5	5	5	5	5	5	5	5	5	5	5	4	3	3	10	2	2	2	2	2
扣分项目	熟悉并定期检查工作有记录	熟悉定期检查但无记录	计划切实可行有前瞻性	年终有总结	机构执业许可证	人员考核合格证书	专业技术人员配备合理（医护、医技）	各级医师比例合理	齐全	缺文件或缺规范或缺制度	制订质量管理和持续改进方案	定期不定期检查，有分析、反馈、总结，持续改进服务质量	各项内容登记规范数据清楚有据可查	定期上报数据准确无误	设站感委员会或专人负责	有相关制度	定期或不定期检查有记录	服务项目在批准范围内	设有咨询服务台专人服务	设有就诊指南服务标示清晰易懂	服务设施有防止意外措施与警示标志	提供饮水	提供健康教育材料
得分																							
扣分说明																							

计划生育技术服务质量评估表(一)

(2008 年版)

(一)门诊手术室及门诊必要装备

1.门诊妇检室(总分50)　　　　　　　　　　　实得分_____

项　目	分　值					备　注
	10	4	2	0	评分	
(1)检查床	合理妇检床	简易床		无床		
(2)臀部垫	一人一块		合用	无垫		
(3)妇检用具(手套、窥阴器、棉签、玻片等)	齐全		不太齐全	很不齐全(缺手套与窥阴器)		
(4)血压计		有专用	有共用	无		
(5)体温计		有		无		
(6)听诊器		有		无		
(7)门诊登记及病历化验单存放	全部有据可查	部分有据可查		无		
(8)污物处理	合格	有	不合格	无		
(9)便民措施	合格	有	仅一项	无		
(10)门诊面积	合格		不合格			
合计						

2. 门诊手术室（总分200）   实得分_____

项 目	分 值					备 注
	10	4	2	0	评分	
（1）专用程度、面积	节育手术专用面积达标	专用	面积不达标	与妇检室合用		
（2）通风、阳光		通风好阳光足	不太好	差		
（3）地面		水磨石或地砖	水泥地砖地	泥土地		
（4）天花板、墙面	达标	整洁	不整洁	极不整洁		
（5）防蚊蝇设施（如纱窗）	齐全	不齐全		无		
（6）取暖制冷设备		有	只有一种	无		
（7）有效消毒设备	有（合格）	有	不合格	无		
（8）更衣处或更衣室		有更衣室	有更衣区	无		
（9）缓冲区或缓冲带	有缓冲区	有缓冲带		无		
（10）洗手处或洗手间镜子、指甲刀等	达标	有洗手间	在缓冲区内	无		
（11）洗手池	达标	专用	合用	无		
（12）刷手设备（包括刷手用具、毛巾、钟等）	齐全	不够齐全	不齐全	无		
（13）手术床		正规	简易	无		
（14）器械桌、器械台及消毒用品		正规	简易 <40 cm×50 cm	无		
（15）无菌手术包柜		正规	简易	无		
（16）专用负压吸引器	符合要求			不符合		
（17）冲洗设备	冲洗桶（合理）	冲洗壶		无		

续表

项　目	分　值					备　注
	10	4	2	0	评分	
(18)污物处理		合理		不合理		
(19)筛网、量杯		有	一种	无		
(20)备用物品(包括血压计、体温计、听诊器、注射器、输液器、氧气袋等)	齐全	不够齐全	不齐全	无		
(21)备用器械、药品	齐全	不够齐全	不齐全	无		
(22)抢救药品、条件	齐全、良好	齐全	不齐全	无		
(23)手术包规格(器械、布类、敷料等)	符合要求	品种、规格不够齐全	不齐全	无		
(24)手术准备室(器械、敷料柜)	达标		合用	无		
(25)医疗废弃物无害化处理	达标	基本达标	不达标	无		
(26)术后观察室	专用观察室	有观察床(非专用室)	临时安排床位	无		
(27)手术室布局、功能流程	合理	不够合理	不合理	不合格		
(28)手术登记	齐全	不够齐全	不合格	无		
(29)转运病人设备	齐备	有	不齐备	无		
(30)便民措施	合理	有	仅一项	无		
合计						

3.皮下埋植、男性输精管绝育手术室(总分200)   实得分_____

项 目	分 值					备 注
	10	4	2	0	评分	
(1)专用程度、面积	专用、达标		合用、不达标	与妇检室合用		
(2)通风、阳光		通风好阳光足	不太好	差		
(3)地面		水磨石或地砖	水泥地砖地	泥土地		
(4)天花板、墙面	达标	整洁	不整洁	极不整洁		
(5)防蚊蝇设施(如纱窗)	齐全	不齐全		无		
(6)取暖制冷设备		有	只有一种	无		
(7)手术床		正规	简易	无		
(8)无菌手术包敷料柜	有(合格)			无		
(9)药品柜	有(合格)			无		
(10)器械桌、台	有			无		
(11)抢救药品、条件	有			无		
(12)有效消毒设备	有			无		
(13)紫外线消毒设备	合格			无		
(14)手术包规格	有(合格)		器械不全	无		
(15)照明设备(四孔灯)	有	不合格	简易	无		
(16)污物处理	有			无		

凡有下列一项的情况,属于不合格手术室:

(1)手术室靠近公厕或垃圾堆、污水沟、牲畜棚、多灰油烟区、持续噪声区等禁区。

(2)手术室和妇检室合用。

(3)手术室地面为砖石、泥地。

(4)手术室阴暗不通风,地面经常潮湿,墙面渗水、发霉。

(5)手术室外无缓冲地带。

4.药物流产观察室(总分200)　　　　　　　　　　　实得分_____

项　目	分　值					备　注
	10	4	2	0	评　分	
(1)专用程度、面积	药物流产专用、达标		不达标	合用		
(2)取暖制冷设备		有	只有一种	无		
(3)有效消毒设备	有(合格)	有(不合格)		无		
(4)药品柜		正规	简易	无		
(5)病案柜	有			无		
(6)急救应急设备	齐全	不太齐全	不齐全	无		
(7)急救应急药品	齐全	不太齐全		无		
(8)备用物品(血压计、听诊器)	齐全	有		无		
(9)观察床或椅	有			无		
(10)诊疗桌、椅	有			无		
(11)检查胚囊器具	齐全	不太齐全	不齐全	无		
(12)洗手池		有		无		
(13)宣传设施	齐全	不太齐全	不齐全	无		
(14)便民服务设施(饮水设备等)		有		无		
(15)污物处理		合理		不合理		
(16)药流室卫生		符合要求		不符合要求		
(17)卫生间(药流室附近)	有		无			

(二)计划生育医技科室、宣教、咨询室及必要装备(200分)

1.门诊医技室(总分50)   实得分_____

项 目	分 值					备 注
	10	4	2	0	评分	
(1)化验室设备	齐全(合格)	不够齐全	很不齐全	无		
(2)X光室	设备齐全		不齐全	无		
(3)B超室	齐全		合用			
(4)乳透心电图室		有	合用	无		
(5)消毒供应室	符合要求	合格	不符合要求	无		
(6)医疗废弃物处理室	符合要求	合格	不合格	无		
(7)便民措施	合理	有		不具备		

2.宣教(培训)室/咨询室(总分60)   实得分_____

项 目	分 值					备 注
	10	4	2	0	评分	
(1)宣教室面积	达标		不达标	无		
(2)宣教资料	符合要求	有	仅一种	无		
(3)视听电教设备	达标	有	不齐全	无		
(4)咨询室面积	达标		不达标	无		
(5)电话、桌椅、环境温馨、舒适	符合要求		不符合要求			
(6)宣传资料、记录、模型(男、女)	齐全	有	很不齐全	无		
(7)录像、投影设备	有(合格)		有(共用)	无		
(8)避孕药具等	齐全	有	不齐全	无		

3. 药具发放/药库 (总分 40)   实得分 _____

项 目	分 值					备 注
	10	4	2	0	评分	
(1)药具管理室面积	达标		不达标	无		
(2)药具展示自助室	符合要求	有		无		
(3)药具发放登记	齐全	有	不齐	无		
(4)避孕药具库面积设备	符合要求		不符合要求	无		

(三) 计划生育康复区、手术区必要设备 (400 分)

1. 计划生育康复区 (总分 100)   实得分 _____

项 目	分 值					备 注
	10	4	2	0	评分	
(1)康复区护士站设备	符合要求	基本符合要求	不达标	无		
(2)康复区治疗室	达标		不达标			
(3)计划生育康复区检查室(同妇检室)	达标	有	不达标	不合格或无		
(4)计划生育康复室	达标		不达标	不合格		
(5)抢救应急措施	符合要求	有	不符合要求	无		
(6)医生办公室	符合要求	基本符合要求	不达标	无		
(7)护士办公室		有	不合格	无		
(8)值班室		有	不合格	无		
(9)会诊室		有	不合格	无		
(10)康复区配合心电图室、化验室、理诊室		有	不合格	无		
(11)宣传教育措施		有		无		
(12)便民措施		有	仅一项	无		

2. 计划生育康复区手术室（总分200）　　　　　　　实得分_____

项　目	分　值					备　注
	10	4	2	0	评　分	
（1）手术室面积	达标		不达标			
（2）通风、阳光		通风好阳光足	不太好	差		
（3）地面（可冲洗）		水磨石或地砖	水泥地或砖地	泥地		
（4）天花板、墙面	达标	整洁	不整洁	极不整洁		
（5）防蚊蝇设施（如纱窗）	齐全	不齐全		无		
（6）取暖制冷设备		有	只有一种	无		
（7）有效消毒设备	达标	有	不合格	无		
（8）更衣室	达标	有	更衣区	无		
（9）缓冲区		缓冲区	不达标	无		
（10）刷手区（备件）	达标	洗手间	在缓冲区内	无		
（11）刷手池	符合要求	专用	合用	无		
（12）刷手设备（包括刷手用具、消毒剂、毛巾、钟等）	符合要求	基本齐全	不齐全	无		
（13）手术床		正规	简易	无		
（14）器械桌或边台		正规	简易	无		
（15）无菌手术包柜敷料柜		正规	简易	无		
（16）麻醉机呼吸机及心电图监护仪	齐全	有	仅一项	无		
（17）抢救应急设备	齐全	有	不齐全	无		
（18）抢救应急药品	齐全	有	不齐全	无		
（19）备用器械、药品	齐全	不够齐全	不齐全	无		
（20）备用冲洗设备	合格		不合格	无		
（21）中引包、男女结扎手术包、男女复通手术包				无		

续表

项 目	分 值					备 注
	10	4	2	0	评分	
(22)手术包规格(器械、布类及敷料、指示剂等)	符合要求	基本符合要求	不符合要求	无		
(23)手术准备室	达标		合用	无		
(24)器械清洗、包手室(无器化处理)	符合要求		不符合要求	无		
(25)消毒供应室	达标		不达标	无		
(26)污物处理	有			无		

3. 计划生育分娩室必要设备（100 分）　　　　　　实得分_____

项 目	分 值					备 注
	10	4	2	0	评分	
(1)专用程度	专用	合用	无	与妇检室合用		
(2)通风、阳光	通风好阳光足	不太好	无			
(3)地面	水磨石或地砖	水泥地砖地		泥土地		
(4)天花板、墙面	整洁	不整洁		极不整洁		
(5)防蚊蝇设施(如纱窗)	不齐全					
(6)取暖制冷设备		只有一种	不齐全	无		
(7)待产床	有		不齐全	无		
(8)产床			不齐全	无		
(9)冲洗设备	合格	冲洗壶		无		
(10)无菌产包				无		
(11)清宫手术包				无		
(12)吸引器设备		不太齐全		无		
(13)器械桌、台	齐全	不太齐全				
(14)无菌手术包和敷料柜	有	无				

续表

项　目	分　值					备　注
	10	4	2	0	评　分	
(15)抢救应急设备(氧气)	有	无				
(16)急救药品(止血药、宫缩剂、葡萄糖等)	有	无				
(17)急救物品(导尿包)	有	无				
(18)污物处理	有		无			

计划生育技术服务质量评估表(二)

(一)质量管理评分表(总分100分)　　　　　　实得分_____

1.各种登记本册(60分)	齐　全	不齐全	无	得　分
门诊、手术登记本(各种手术)	20	7	0	
质量控制登记本、自查表	10	5	0	
特殊病例登记随访本	10	5	0	
统计报表	10	5	0	
病例讨论本	10	5	0	
2.遵守手术服务范围(20分)	遵守20	偶不遵守10	经常不遵守	
3.高危手术处理措施(10分)	10	0		
	有	无		
4.并发症处理措施(10分)	10	0		
	有	无		
5.死亡病例	0	每一例扣20分		
	无	有		
6.未审批而推广的节育手术方法	0	每种扣20分		
	无	有		

（二）门诊和住站病历评分表：各查 20 份病历，取平均分（各 50 分）

1.门诊病历质量(50 分)	满　分	扣分原因	实得分
姓名、年龄、日期、户籍地	1		
现病史	3		
生育史	3		
既往史	2		
月经史	3		
心、肺听诊、血压测量	3		
妇检记录	4		
诊断用语	4		
处理化验学完整性	1		
手术记录	4		
术后处理告知	3		
随访	3		
医生签名(完整、不潦草)	1		
诊断与处理的符合性	5		
手术适应证、禁忌证的掌握	5		
病历书写整齐、字迹清楚、语句通顺、表述规范、无漏项	5		
2.住院病历质量(50 分)			
姓名、年龄、性别、籍贯、职业、入院日期、病史记录日期、住院号	2		
主诉及现病史正确及完整	6		
既往史、生育史、月经史	6		
体检记录完整性(包括妇检)医学术语使用	4		
诊断用语	4		
诊断与处理符合性	4		
各级医生签名(住院、主治、主任)	1		
各种报告单的完整性	1		
手术记录	3		
术后处理告知	3		

续表

术后随访	4		
病程记录	6		
出院小结	1		
病历整洁、完整、字迹清楚、语句通顺、表述规范、无漏项	5		

计划生育技术服务质量控制检查记录

（2008 年版）

计划生育技术服务质量控制检查记录（1）

检查日期：　　年　月　日

	手术室				
	人　员	定期消毒	急救设备	登记本册	手术包
检查内容及情况记录	1. 手术人员相对固定 2. 持证上岗	1. 污血污物无害化处理规范 2. 消毒物品有效期有标志 3. 有县防疫站监测空气、手、物品细菌培养记录	1. 抢救药品齐全 2. 无过期药品 3. 药盒标明有效期 4. 存放固定 5. 抢救设备完好 6. 使用方便	1. 手术登记本 2. 转诊登记本 3. 质量监测本 4. 差错事故本 5. 消毒登记本 6. 手术量统计本 7. 紫外线消毒记录本	1. 足够手术包 2. 备用器械包 3. 无血迹、锈迹 4. 布类大小合格 5. 有灭菌指示剂 6. 有有效期标志
检查意见					
备注	改正日期： 改正情况：				

注：合格画"√"　　　　不合格画"×"

科室负责人签字：

检查人签字：

计划生育技术服务质量控制检查记录(2)

检查日期：　　年　　月　　日

	诊　室	检查室	治疗室
检查内容及情况记录	1.诊察桌椅干净整齐 2.血压计校对准确 3.听诊器、体温表消毒规范 4.有足够的健康宣教资料 5.门诊登记本填写齐全 6.转诊登记本填写齐全 7.随访登记本填写齐全	1.紫外线消毒并有记录 2.检查床、检查台洁净、定期消毒 3.有消毒登记本 4.消毒液标明浓度 5.所用试剂无过期,比例准确 6.污物处理规范	1.室内桌椅干净整洁 2.每天紫外线消毒并有记录 3.定期做细菌培养 4.污物处理规范 5.治疗用品定期消毒并有标识 6.治疗药品无过期 7.设备定期维修并有记录
检查意见			
备注	改正日期： 改正情况：		

注:合格画"√"　　　　不合格画"×"

科室负责人签字：

检查人签字：

计划生育技术服务质量控制检查记录(3)

检查日期： 年 月 日

	检验室	药 房	B超、乳透室	咨询/宣教室
检查内容及情况记录	1. 检验试剂无过期及失效 2. 检查项目登记齐全 3. 所用试剂各种合格证齐全 4. 污物无害化处理规范	1. 无过期假冒药品 2. 内服、外用药品分开放置 3. 处方保留齐全 4. 处方有药房人员签字	1. 有专用登记本 2. 有专人负责维护 3. 定期维修检测	1. 咨询、宣教设备齐全,保存完善 2. 咨询记录完整
检查意见				
备注	改正日期: 改正情况:			

注:合格画"√"　　　不合格画"×"

科室负责人签字：

检查人签字：

计划生育技术服务质量控制自查表

（2008 年版）

第（ ）季度

检查时间：　　年　月　日　　检查人：　　　　职务：

项　目	内　容	检查情况和存在问题	改进措施	责任人
医疗服务	服务登记本			
	服务态度			
	消毒登记本			
	污物分类处理			
	交叉感染发生率			
咨询指导	咨询登记本			
药具发放	发放登记本			
	随访登记本			
	品种型号齐全			
	有无过期药具			
宣传教育	有无组织讲座			
	知识宣传栏			
人员培训	学习课次			
	培训人次			
	培训内容			
行政管理	按时上报统计表			
	各种仪器运转情况			
	服务环境			
	服务人员仪表			
	便民措施			
	群众意见			

计划生育手术包装备

（2008 年版）

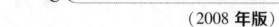

表1　手术冲洗用具

器　械	数　量	冲洗用品	数　量
卵圆钳或长镊(钳)	2	冲洗桶(带盖)	2
检查窥阴器	1	纱(棉)块	4
冲洗头(包在手术包内)	1	大、小量杯	各1

表2　备用器械、敷料包

器　械	数　量	敷　料	数　量
宫颈扩张器	2(套)	孔巾	2
吸管(5、6、7、8 号)	4	裤腿	2
刮匙(各类型号)	4	套袖	2
手术剪	2	治疗巾	2
止血钳	2		

表3　放置(取出)宫内节育器包器械敷料装备

器　械	数　量	敷　料	数　量
手术窥阴器	1	外包布	1
宫颈钳	1	内包布	1
子宫探针	1	孔巾	1
放置器	1	裤腿	2
取出器	1	套袖	2
弯盘	1	纱布	4
长镊	2	长棉签	2
手术剪	1	治疗巾	2

表4 皮下埋植包器械敷料装备

器　械	数　量	敷　料	数　量
注射器(5 mL)	1	外包布	1
7 号针头	1	内包布	1
5 号口腔科针头	1	治疗巾	1
套管针	1	孔巾	1
弯盘	1	套袖	2
手术尖刀片	1	小纱布	3
刀柄	1		
无齿镊子	1		
中弯血管钳	1		

表5 人工流产包器械敷料装备

器　械	数　量	敷　料	数　量
冲洗用具(消毒钳)	2	外包布	1
手术窥阴器	1	内包布	1
弯盘	1	孔巾	1
长镊	2	裤腿	2
宫颈钳	1	套袖	2
子宫探针	1	纱布	4
宫颈扩张器	1(套)	长棉签	2
吸管(6、7、8 号)	3	治疗巾	2
胎盘钳	1		
刮匙	1		
皮管(1 m)	1		

表6 利凡诺羊膜腔内注射包器械敷料装备

器　械	数　量	敷　料	数　量
消毒用具(钳)	2	外包布	1
注射器(5 mL、20 mL)	各1	内包布	1
腰椎穿刺针(7~9号)	各1	治疗巾	1
针头	2	小孔巾	1
镊子	1	套袖	2
弯盘	1	纱布块	4

表7 输卵管结扎包器械敷料装备

器　械	数　量	敷　料	数　量
弯盘	1	外包布	1
海绵钳	1	内包布	1
组织钳	2	治疗巾	6
甲状腺拉钩、腹壁拉钩	2	剖腹单	1
布巾钳	6		
无齿镊长、短	各1	手术衣(可单包)	3
直止血钳、小弯止血钳	各4		
直蚊式钳	2	中单	2
输卵管钩或无齿卵圆钳	1	光边纱布块	2
持针器	1	纱布块	6
大刀柄	1		
有齿镊	1		
线剪、组织剪	各1		
缝针	1		
搪瓷小量杯(30 mL)	2		

表8 输精管结扎包器械敷料装备

器 械	数 量	敷 料	数 量
弯盘	1	外包布	1
直蚊式钳	2	内包布	1
弯蚊式钳	2	纱布块	4
输精管皮外固定钳	2	孔巾	1
输精管分离钳	2	治疗巾	4
缝针	2		
缝线	若干		
眼科剪	1		
搪瓷小量杯(30 mL)	1		

表9 手术包布巾类敷料规格

品 名	规格/cm	要 求
外包布	90×90	双层
	70×70	双层
内包布	90×90	单层
	90×70	
治疗巾	90×70	
中 单	200×80	
剖腹单	360×160	中间200 cm×80 cm,为双层,130 cm处开口30 cm×10 cm,有向上标志"△"
孔 巾	90×80	自1/3以下开10 cm,剪长形洞口,洞周30 cm^2,为双层布
小孔巾	80×50	正中开口7 cm,洞周20 cm^2,为双层
裤 腿	90×90	对折下端缝合
套 袖	40×25	两头各加12 cm松紧口
手术衣	身长130,胸围104	胸腹前双层布,可两侧开口,松紧袖口,腰带长60 cm

续表

品　名	规格/cm	要　求
洗手衣	身长 70,胸围 100	背后开口或前开口,套头式
洗手裤	裤长 100	右后加小兜
小纱布	28×24	折成 7 cm×6 cm,6 层
棉　块	7×6	
纱　垫	35×20	4 层纱布,一角有 20 cm 长布带

［1］中华医学会.临床技术操作规程计划生育分册［M］.北京:人民军医出版社,2007.

［2］童琦.计划生育综合服务规范［R］.重庆市人口和计划生育委员会下达课题"重庆市人口和计划生育生殖健康服务规范"研究报告, 2008.

［3］谢幸,苟文丽.妇产科学［M］.8 版,北京:人民卫生出版社,2013.

［4］中华医学会计划生育分会.人工流产后计划生育服务指南［J］.中华妇产科杂志,2011,46(4):319-320.

［5］重庆市人民政府办公厅.关于推进分级诊疗制度建设的实施意见.渝府办发〔2015〕183 号,http://www.cq.gov.cn/publicinfo/.

［6］国家人口和计划生育委员会科学技术司.计划生育技术服务规范专集［M］.北京:中国人口出版社,2008.

［7］刘俊,童琦,唐云川,等.计划生育技术服务队伍职业化现状及对策研究［J］.中国计划生育学杂志,2009,17(09):523-526.

［8］刘俊,计划生育服务能力建设综合评估指标筛选研究［C］//重庆市预防医学会2010 年论文集,2011.

［9］刘俊,童琦,陈庆,等.县级计划生育服务机构综合服务能力现状调查及对策思考［J］.重庆医学,2013,42(11):1269-1271.